Kohlhammer

Horizonte der Psychiatrie und Psychotherapie – Karl Jaspers-Bibliothek

Herausgegeben von Matthias Bormuth, Andreas Heinz und Markus Jäger

Markus Jäger

Konzepte der Psychopathologie

Von Karl Jaspers zu den Ansätzen des 21. Jahrhunderts

Verlag W. Kohlhammer

Das Buch ist meiner Frau Stephanie und meinen Kindern Anna und Jakob gewidmet.

1. Auflage 2016

Gesamtherstellung: W. Kohlhammer GmbH, Stuttgart

Print:
ISBN 978-3-17-029780-7

E-Book-Formate:
pdf: ISBN 978-3-17-029781-4
epub: ISBN 978-3-17-029782-1
mobi: ISBN 978-3-17-029783-8

Vorwort zur Reihe

Psychiatrie und Psychotherapie nehmen im Kanon der medizinischen Fächer eine besondere Stellung ein, sind sie doch gleichermaßen auf natur- wie kulturwissenschaftliche Methoden und Konzepte angewiesen. Bereits vor hundert Jahren wies der Arzt und Philosoph Karl Jaspers darauf hin, dass man sich im psychopathologischen Zugang zum Menschen nicht auf eine einzige umfassende Theorie stützen könne. So warnte er entsprechend vor einseitigen Perspektiven einer Hirn- bzw. Psychomythologie. Viel mehr forderte Jaspers dazu auf, die verschiedenen möglichen Zugangswege begrifflich scharf zu fassen und einer kritischen Reflexion zu unterziehen. Diese Mahnung zur kritischen Pluralität gilt heute ebenso, werden sowohl auf neurobiologischem als auch auf psychotherapeutischem bzw. sozialpsychiatrischem Gebiet nicht selten dogmatische Positionen vertreten, ohne dass andere Sichtweisen in der wissenschaftlichen Auseinandersetzung ausreichend berücksichtigt würden.

Die Reihe »Horizonte der Psychiatrie und Psychotherapie – Karl Jaspers-Bibliothek« möchte die vielfältigen Zugangswege zum psychisch kranken Menschen in knappen Überblicken prägnant darstellen und die aktuelle Bedeutung der verschiedenen Ansätze für das psychiatrisch-psychotherapeutische Denken und Handeln aufzeigen. Dabei können viele Probleme im diagnostischen und therapeutischen Umgang mit den Menschen nur vor dem Hintergrund der zugrundeliegenden historischen Konzepte verstanden werden. Die »Karl Jaspers-Bibliothek« möchte den Leser dazu anregen, in solch pluralistischer und historisch weiter Horizontbildung den drängenden Fragen in Psychiatrie und Psychotherapie nachzugehen, wie sie die einzelnen Bandautoren entfalten werden. Ziel der Reihe ist hierbei auch, ein tieferes Bewusstsein für die begrifflichen Grundlagen unseres Wissens vom psychisch kranken Menschen zu entwickeln.

Oldenburg/Berlin/Günzburg
Matthias Bormuth, Andreas Heinz, Markus Jäger

Inhalt

Vorwort

Psychopathologie ist eine ganz wesentliche Grundlage des Faches Psychiatrie und Psychotherapie. Dies trifft sowohl für den klinischen Alltag als auch für die Forschung zu. Psychopathologie ist mehr als die bloße Auflistung von bestimmten Symptomen. Psychopathologie ist vielmehr eine grundlegende Methodenlehre und beinhaltet auch recht kontroverse Ansätze, welche sich in einem stetigen Wandel befinden. In diesem Sinne sollen die folgenden Ausführungen in bedeutende Konzepte der Psychopathologie einführen. Das Ziel ist hierbei, den Leser zum Nachdenken und zur kritischen Reflexion anzuregen.

Der vorliegende Band der Reihe »Horizonte der Psychiatrie und Psychotherapie – Karl Jaspers-Bibliothek« geht maßgeblich auf eine kleine Vorlesungsreihe zurück, die von mir im Rahmen meiner Karl Jaspers-Gastprofessur im Sommersemester 2014 in Oldenburg gehalten wurde. Darüber hinaus baut das Buch auch auf früheren Publikationen von mir in verschiedenen Fachzeitschriften auf und fasst diese zusammen. Der Fokus der Ausführungen liegt auf der deutschsprachigen Psychopathologie.

Mein Dank gilt zunächst Herrn Prof. Dr. Thomas Becker aus Günzburg/Ulm und Herrn Prof. Dr. Matthias Bormuth aus Oldenburg. Ihnen verdanke ich die Möglichkeit, im Sommersemester 2014 als Karl Jaspers-Gastprofessor tätig gewesen sein zu dürfen. Gerne denke ich an die Diskussionen zu grundsätzlichen Fragen der Psychiatrie zurück. Herrn Prof. Becker möchte ich darüber hinaus für die jahrelange Unterstützung danken, die er mir in Form von Ermutigungen, Anregungen und kritischen Hinweisen zukommen ließ. Mein Dank gilt auch allen Kollegen aus Günzburg/Ulm, wobei Herr Dr. Fabian Lang, Herr Priv.-Doz. Dr. Karel Frasch und Herr Prof. Dr. Reinhold Kilian namentlich erwähnt werden sollen. Mein Interesse an der Beschäftigung mit psychopathologischen Themen wurde jedoch bereits im Rahmen meiner Dissertation in München geweckt und dort auch durch meine Habilitation weiter gefördert. Für die damalige Unterstützung möchte ich mich insbesondere bei Herrn Prof. Dr. Hans-Jürgen Möller, bei Herrn Priv.-Doz. Dr. Ronald Bottlender und vor allem auch bei Herrn Dr. Anton Strauß bedanken. Mein Dank gilt auch der Deutschen Forschungsgemeinschaft (DFG), welche bereit war, ein psychopathologisches Forschungsprojekt zur Identifizierung von Verlaufstypen schizophrener Psychosen zu fördern. Schließlich möchte ich mich bei meinen Mitherausgebern der vorliegenden Buchreihe sowie beim Kohlhammer-Verlag mit Herrn Dr. Ruprecht Poensgen und Frau Ulrike Döring bedanken, welche das Buch schließlich ermöglicht haben.

Günzburg/Ulm im Oktober 2015
Markus Jäger

1 Einführung und Begriffsbestimmung

Psychopathologie als Lehre von den krankhaft veränderten bzw. abnormen Erlebnis- und Verhaltensweisen ist eine wichtige Grundlage des Faches Psychiatrie und Psychotherapie. Seit dem Ende des 20. Jahrhunderts scheint die Psychopathologie jedoch immer mehr an Bedeutung zu verlieren. So war bereits vor Jahrzehnten von einer *Krise der Psychopathologie* die Rede (Janzarik 1976). Diese Tendenz dürfte maßgeblich auch mit der zunehmenden Standardisierung von Befunderhebung und Diagnostik in der Psychiatrie sowie mit dem Fortschritt der neurobiologischen Forschungsmethoden zusammenhängen. In den letzten Jahren scheint das Interesse an psychopathologischen Fragestellungen jedoch wieder zuzunehmen (Andreasen 2007, Stanghellini und Broome 2014). Insbesondere setzten sich zum hundertjährigen Jubiläum der *Allgemeinen Psychopathologie* von Karl Jaspers zahlreiche Beiträge mit diesem epochalen Werk auseinander (Häfner 2013, Jäger et al. 2015, Wiggins und Schwartz 2013).

Immer wieder wurde versucht, den Begriff »Psychopathologie« zu definieren. So bezeichnete beispielsweise Werner Janzarik »Psychopathologie« als das

> *»Gesamt der zu allgemeinen Aussagen und Folgerungen vordringenden Bemühungen, jene Besonderheiten des Erlebens und Verhaltens zu erfassen, die psychiatrische Kompetenz ansprechen und durch somatische Befunde nicht hinreichend zu definieren sind«* (Janzarik 1982, 1).

Von Christin Scharfetter stammt hingegen der folgende Definitionsversuch: *»Gegenstands-Gebiet der Psychopathologie sind zur Dysfunktionalität führende […], meist leidvolle Erlebnis- und Verhaltensweisen des wachbewussten Menschen«* (Scharfetter 2010, 47). Psychopathologie ist in diesem Sinne auch als *Grundlagenwissenschaft* (Janzarik 1982) und *Methodenlehre* (Saß 1994) anzusehen. So wurde beispielsweise von Henning Saß davor gewarnt, Psychopathologie lediglich als Sammelbezeichnung für den psychopathologischen Befund aufzufassen (Saß 1994). Beschränkt man sich nämlich auf eine solche Sichtweise, so droht die Beschäftigung mit den methodischen Problemen in Vergessenheit zu geraten, welche sich beispielsweise im Rahmen der Befunderhebung ergeben. Außerdem können auf diese Weise die verschiedenen Konzepte und Ansätze aus dem Blickfeld geraten, die die auftretenden Phänomene in eine sinnvolle Ordnung bringen wollen. So wurde von der amerikanischen Psychiaterin Nancy Andreasen auch beklagt, dass man inzwischen eher die Kriterien der verschiedenen Diagnosemanuale auswendig lernt, anstatt sich mit den bedeutenden Psychopathologen auseinanderzusetzen (Andreasen 2007).

Eine solche Auseinandersetzung mit wesentlichen Konzepten der Psychopathologie ist der Gegenstand der folgenden Ausführungen. So möchte das vorliegende Buch in die Lektüre von wichtigen psychopathologischen Ansätzen einführen. Die hierbei vertretene Kernthese lautet, dass eine voraussetzungslose psychopathologische Befunderhebung nicht möglich ist. Vielmehr wird in verschiedenen psychopathologischen Konzepten eine Auswahl von bestimmten Phänomenbereichen getroffen, was zu unterschiedlichen Schwerpunktsetzungen führt. Insbesondere sind alle empirischen Untersuchungen im Bereich der Psychopathologie immer auch von theoretischen Vorannahmen geleitet, was jedoch häufig nicht ausreichend thematisiert und reflektiert wird.

In diesem Sinne soll nun eine Auswahl von grundlegenden Konzepten der Psychopathologie dargestellt und in Hinblick auf ihre wechselseitigen Bezüge erläutert werden. Darüber hinaus soll schließlich auch die Bedeutung der verschiedenen Ansätze für die aktuelle Psychiatrie zur Sprache kommen. Im Einzelnen wird hierbei auf folgende Aspekte eingegangen:

- *Kapitel 2* befasst sich mit der psychopathologischen Methodenlehre, die von Karl Jaspers in seinem erstmals 1913 erschienenen Buch *Allgemeine Psychopathologie* entworfen wurde. Hierbei wird insbesondere der von Jaspers eingeführte Methodendualismus aufgezeigt, der zwischen Erklären und Verstehen unterscheidet, was am Beispiel des Wahns sowie anhand der Unterscheidung von Prozess und Entwicklung verdeutlicht wird. Anschließend wird auf die Überlegungen von Jaspers zu diagnostischen und nosologischen Fragen eingegangen. Schließlich werden noch die umfangreichen Veränderungen dargestellt, die das Buch im Rahmen der 4. Auflage aus dem Jahre 1946 erfahren hat.
- *Kapitel 3* beschäftigt sich mit der *Klinische Psychopathologie* von Kurt Schneider. Dieser bemühte sich darum, die Methodenlehre von Karl Jaspers für den klinischen Alltag nutzbar zu machen. Die Konzepte Schneiders werden unter anderem am Beispiel der Persönlichkeitstypologie, des Konzeptes der abnormen Erlebnisreaktion sowie der Differenzialtypologie von Zyklothymie und Schizophrenie veranschaulicht. In diesem Zusammenhang werden nicht nur die Übereinstimmungen zwischen Schneider und Jaspers, sondern auch Gegensätze und Widersprüche aufgezeigt.
- Nach der Darstellung der sogenannten »Heidelberger Psychopathologie« im Sinne von Jaspers und Schneider werden in den folgenden Kapiteln wichtige Gegenentwürfe aufgezeigt. So wird in *Kapitel 4* in einem ersten Schritt auf die »Tübinger Psychopathologie« mit Robert Gaupp und Ernst Kretschmer eingegangen. Es werden vor allem deren Beiträge zum Wahnproblem dargestellt, wobei das Konzept des sensitiven Beziehungswahns und die Forderung nach einer mehrdimensionalen Diagnostik im Mittelpunkt stehen.
- In *Kapitel 5* werden die psychopathologischen Konzepte der Wernicke-Kleist-Leonhard-Schule dargestellt. Der früh verstorbene Carl Wernicke war seinerzeit von Jaspers scharf kritisiert worden. In Hinblick auf die Psychopathologie Wernickes steht das Modell des psychischen Reflexbogens im Zentrum der Ausführungen. Im Anschluss wird gezeigt, wie das Modell von Störungen unterschiedlicher neuronaler Systeme bei Karl Kleist und Karl Leonhard weitergeführt wurde. Hinsichtlich Leonhard wird vor allem auf die Einteilung der endogenen Psychosen eingegangen.

- In einem scharfen Gegensatz zur Wernicke-Kleist-Leonhard-Schule steht das gestaltpsychologogische Konzept von Klaus Conrad, welches in *Kapitel 6* behandelt wird. Der Schwerpunkt liegt dabei auf der Auseinandersetzung mit Conrads Buch »Die beginnende Schizophrenie. Versuch einer Gestaltanalyse des Wahns« und der hierin geäußerten Kritik am elementaristischen Ansatz der Psychopathologie im Sinne von Jaspers.
- *Kapitel 7* beschäftigt sich mit der Psychopathologie in der Nachfolge von Kurt Schneider und Klaus Conrad. Nach der Darstellung des strukturdynamischen Konzepts von Werner Janzarik wird auf den psychopathologischen Ansatz von Gerd Huber eingegangen, wobei hier das Konzept der substratnahen Basisstörungen eine zentrale Rolle einnimmt.
- In *Kapitel 8* wird die Psychopathologie unter dem Einfluss des logischen Empirismus behandelt. Hierbei werden zu Beginn die philosophischen Grundlagen und deren Bezüge zur Psychopathologie dargestellt. Daran schließen sich Ausführungen zur standardisierten Befunderhebung und operationalisierten Diagnostik in der aktuellen Psychiatrie an. Den Abschluss bildet eine kritische Auseinandersetzung mit diesen Ansätzen.
- *Kapitel 9* setzt sich mit den psychopathologischen Konzepten im Zeichen der Neurobiologie auseinander. Der Schwerpunkt liegt hier auf den verschiedenen möglichen Ansätze einer funktionellen Psychopathologie. Als Gegenbewegung werden Konzepte einer phänomenologisch-ökologischen Psychopathologie vorgestellt.
- Vor dem Hintergrund dieser Ausführungen wird schließlich in *Kapitel 10* nach den Zukunftsperspektiven der Psychopathologie gefragt. Hierbei wird auch auf die Möglichkeiten der psychopathologischen Verlaufsforschung eingegangen.

Die Auswahl der dargestellten Konzepte ist sicherlich subjektiv und spiegelt auch die eigenen Präferenzen wider. Zudem liegt der Fokus auf der deutschsprachigen Psychopathologie, da sich das vorliegende Buch an den deutschsprachigen Leser wendet. Trotz dieser Einschränkung wird aber versucht, ein möglichst umfassendes Bild mit sich zum Teil widersprechenden Ansätzen zu geben. Der Leser ist hierbei aufgefordert, sich mit den verschiedenen Konzepten auseinanderzusetzen und sich schließlich ein eigenes Urteil zu bilden.

Die folgenden Ausführungen wollen aber auch dazu anregen, sich mit der hier angeführten Originalliteratur zu beschäftigen und auch einige der vorgestellten Bücher zu lesen. Dies mag vielleicht angesichts der zunehmenden Digitalisierung unserer Lebens- und Arbeitswelt und der damit verbundenen Flut an kurzen Informationen, wie sie nicht zuletzt auch in Krankenhausinformationssystemen und elektronischen Krankenakten zum Ausdruck kommt, unzeitgemäß erscheinen. Psychopathologie lebt jedoch ganz erheblich von der Kompetenz, psychische Phänomene in klare sprachliche Ausdrücke zu bringen. Zur Pflege dieser Kompetenz ist es unerlässlich, sich auch einmal auf längere Texte einzulassen und diese aufmerksam zu lesen. Das trifft insbesondere auch für die in der psychopathologischen Literatur zumeist zahlreich enthaltenen Fallbeschreibungen zu.

2 Psychopathologische Methodenlehre von Karl Jaspers

2.1 Entstehung der Allgemeinen Psychopathologie

Karl Jaspers wurde 1883 in Oldenburg geboren. Er arbeitete nach seinem Medizinstudium von 1908 bis 1915 als Volontärassistent an der psychiatrischen Universitätsklinik in Heidelberg unter der Leitung von Franz Nissl (1860–1919). Hier hatte er intensiven Kontakt zu seinen psychiatrischen Fachkollegen, wie beispielsweise Karl Wilmanns (1873–1945), Hans Walther Gruhle (1880–1958) und Willy Mayer-Gross (1889–1961). Durch die Vermittlung von Gruhle lernte Jaspers in dieser Zeit auch den Nationalökonomen, Soziologen und Philosophen Max Weber (1864–1920) kennen und nahm an dessen regelmäßigen Gesprächskreisen teil. 1916 wurde Jaspers zum außerordentlichen Professor in Heidelberg ernannt und verließ die psychiatrische Klinik. Im Jahr 1922 erhielt er schließlich einen Lehrstuhl für Philosophie in Heidelberg. Die dortige Lehrtätigkeit war von 1937 bis 1945 unterbrochen, da er aufgrund seiner jüdischen Ehefrau in den vorzeitigen Ruhestand versetzt wurde. 1948 verließ Jaspers Deutschland und folgte einem Ruf nach Basel. Dort starb er im Jahre 1969.

Noch während seiner Zeit als Volontärassistent in der Heidelberger Klinik erschien 1913 die 1. Auflage seines wegweisenden Werkes *Allgemeine Psychopathologie* (Jaspers 1913), das er später als Habilitationsschrift in der philosophischen Fakultät bei Wilhelm Windelband (1848–1915) einreichte. Das Buch war auf Anregung des Springer-Verlags sowie von Karl Wilmanns entstanden, der damals Oberarzt an der Heidelberger Klinik war. Die *Allgemeine Psychopathologie* baut unter anderen auf den zuvor erschienenen Monographien *Eifersuchtswahn. Ein Beitrag zur Frage: »Entwicklung einer Persönlichkeit« oder »Prozess«* (Jaspers 1963a), *Die phänomenologische Forschungsrichtung in der Psychiatrie* (Jaspers 1963b) und *Kausale und verständliche Zusammenhänge zwischen Schicksal und Psychose bei der Dementia praecox* (Jaspers 1963c) auf.

Die 2., nur geringfügig veränderte Auflage der *Allgemeinen Psychopathologie* erschien 1920. Für die 1923 herausgegebene 3. Auflage wurden weitere kleinere Ergänzungen und Überarbeitungen vorgenommen (Jaspers 1923). Die 4. Auflage aus dem Jahre 1946 wurde hingegen eingehend überarbeitet und zugunsten von philosophischen Reflexionen erheblich erweitert (Jaspers 1946). Zur Zeit dieser umfangreichen Überarbeitung und Erweiterung war Karl Jaspers bereits 30 Jahre lang nicht mehr in einer psychiatrischen Klinik tätig. Im Weiteren erschien das Werk unverändert in der Version von 1946.

Der Fokus der folgenden Ausführungen liegt zunächst auf der 1. Auflage der *Allgemeinen Psychopathologie.* Dieses 338 Seiten umfassende Werk, welches so nachhaltig auf die damalige Psychiatrie einwirkte, zeichnet sich vor allem durch die Nähe zur klinischen Praxis aus. So empfahl beispielsweise Kurt Schneider (1887–1967) auch später als Direktor der Heidelberger Klinik seinen Assistenten, vor allem die 1. Auflage der *Allgemeinen Psychopathologie* zu lesen (Janzarik 1974). Im Weiteren wird dann aber auch Bezug auf die 4. Auflage genommen. In diesem auf 748 Seiten angewachsenen Werk ragen vor allem die umfangreichen theoretischen und philosophischen Reflexionen hervor. Insbesondere sind hier auch Jaspers existenzphilosophische Anschauungen eingeflossen.

2.2 Methodische Grundlagen der Psychopathologie

Gegenstand der Psychopathologie

Karl Jaspers bemüht sich in der *Allgemeinen Psychopathologie* zunächst darum, den Gegenstand dieser Disziplin einzugrenzen und auf diese Weise zu einer Definition zu kommen. Er trifft hierbei eine klare Unterscheidung zwischen dem *praktischen psychiatrischen Beruf* auf der einen und der *Psychopathologie* auf der anderen Seite. Während der Psychiater als Praktiker immer den einzelnen individuellen Patienten vor Augen hat, sucht der Psychopathologe nach allgemeinen Begriffen, Zusammenhängen und Gesetzmäßigkeiten. Psychopathologie ist für Jaspers kein bloßes Hilfsmittel für die Psychiatrie, das nach der Brauchbarkeit ihrer Erkenntnisse in der Praxis beurteilt wird, sondern eine eigenständige und unabhängige Wissenschaft. Als solche ist die Psychopathologie auf ein *begriffliches Denken* angewiesen, »*das mitteilbar und systematisch ist*« (Jaspers 1913, 2). Hierdurch unterscheidet sich die Psychopathologie als Wissenschaft von bloßer *Kennerschaft* oder *Kunst.*

Der Gegenstand der Psychopathologie ist für Karl Jaspers das *bewusste psychische Geschehen.* Dies bedeutet, zu erfassen und zu beschreiben, »*was und wie Menschen erleben*« (Jaspers 1913, 2). So soll der Psychopathologe die »*Spannweite der seelischen Wirklichkeiten kennen lernen*« (Jaspers 1913, 2). Neben dem subjektiven Erleben sollte aber auch erfasst werden, wie sich dieses Erleben objektiv äußert. Im zweiten Schritt sollte die Psychopathologie dann über eine reine Deskription von subjektiven Erlebnisweisen und objektiven Erscheinungen hinausgehen. So sieht es Jaspers auch als Aufgabe der Psychopathologie an, nach den *Bedingungen* und *Ursachen* des menschlichen Erlebens zu suchen und die Beziehungen, in denen es steht, zu beachten. Zusammengefasst sind also die »*wirklichen seelischen Vorgänge, deren Bedingungen und Ursachen und deren Folgen*« der Gegenstand der Psychopathologie (Jaspers 1913, 4).

Für Jaspers ist keine klare Trennung zwischen Psychopathologie und Psychologie möglich. Ähnlich wie bei Pathologie und Physiologie sieht er hier eine enge

Verbindung zwischen beiden Fächern, da diese oft mit den gleichen Begriffen arbeiten. Insbesondere hält Jaspers eine scharfe Grenzziehung aufgrund des Fehlens einer klaren Definition von pathologischen Erlebnisweisen für unmöglich. Dies habe nämlich, so Jaspers, immer auch mit einer *Bewertung* zu tun.

Überlegungen zum Leib-Seele-Problem

Im Anschluss an den Versuch einer Eingrenzung ihres Gegenstandes setzt sich Jaspers mit den erkenntnistheoretischen Grundlagen der Psychopathologie auseinander. Dies führt zunächst zu einer Beschäftigung mit dem Leib-Seele-Problem. Jaspers stellt hierbei fest, dass Körper und Seele *»eine bis in jeden einzelnen Vorgang hinein unlösliche Einheit«* bilden (Jaspers 1913, 4). Trotz dieser Einheit können psychische und somatische Vorgänge aber nur mit unterschiedlichen Methoden untersucht werden, zwischen denen immer eine unüberbrückbare Kluft bestehen bleiben wird:

> *»Es ist so, wie wenn ein unbekannter Kontinent von zwei Seiten her erforscht wird, aber die Forschungsreisenden sich nicht treffen, weil immer ein breites undurchdringliches Land zwischen ihnen bleibt. Wir kennen von den Kausalketten zwischen Seelischem und Körperlichem nur die Endglieder. Von beiden Seiten her dringt man weiter vor«* (Jaspers 1913, 5).

Auf diese Weise nimmt Jaspers letztlich die Position eines erkenntnistheoretischen Dualismus ein. So weist er auch immer wieder auf die Grenzen einer sich ausschließlich auf somatische Untersuchungsmethoden berufenden Psychiatrie hin. Für viele Phänomene wie beispielsweise Wahnideen, Halluzinationen oder Affekte habe man bisher keine unmittelbar zugeordneten körperlichen Vorgänge finden können. Die Psychopathologie müsse sich deshalb bei der Untersuchung dieser Phänomene von den Methoden der Neurologie befreien und ihre eigenen Wege gehen. So fordert Jaspers die Psychopathologie dazu auf, sich methodisch von der Neurologie abzugrenzen:

> *»Außerdem macht sich dieses Buch prinzipiell frei von der Knechtschaft, in der sich die psychopathologische Begriffsbildung, Untersuchungs- und Anschauungsweisen noch vielfach – auf Grund des Dogmas »Geisteskrankheiten sind Gehirnkrankheiten« – gegenüber der Neurologie befindet«* (Jaspers 1913, 6).

Jaspers geht es aber keineswegs darum, die enge Verbindung zwischen Neurologie und Psychiatrie in Frage zu stellen oder die Erforschung der Großhirnrinde durch Psychiater zu kritisieren. Seine Intention ist es vielmehr, auf die Grenzen dieser Methoden hinzuweisen und für ein eigenständiges Methodenbewusstsein in der Psychopathologie zu plädieren.

Vorurteile in der Psychopathologie

Bei dem Versuch, die Psychopathologie als wissenschaftliche Disziplin zu konstituieren, muss Jaspers einräumen, dass man sich hier auf keine einheitliche Theorie stützen kann: *»Die Naturwissenschaften beruhen auf umfassenden, wohlbegrün-*

deten Theorien, die der Auffassung der Tatsachen eine einheitliche Grundlage geben. Atomtheorie und Zelltheorie sind solche. In der Psychologie und Psychopathologie gibt es keine solche beherrschende Theorie« (Jaspers 1913, 8). Jaspers hält Theorien als persönliche Konstruktion oder Modellvorstellungen für durchaus hilfreich. Er warnt jedoch davor, dass Theorien den Erkenntnishorizont des Psychopathologen einengen können. So bringt die Unterordnung unter nur eine Theorie die Gefahr mit sich, Teile der vom Patienten gebotenen Symptomatik zu vernachlässigen, indem eine selektive Auswahl beim Erfassen der Phänomene getroffen wird. Jaspers ist insbesondere dann ein Gegner von Theorien, wenn diese einen holistischen Anspruch erheben. Dies entspringt seiner Überzeugung, dass das menschliche Seelenleben in seiner Gesamtheit nicht erfassbar ist. So hält er es für undenkbar, Psychopathologie unter einem einheitlichen Gesichtspunkt zu betreiben. Tue man dies doch, könne dies zu folgenden *Vorurteilen* führen:

- Die *somatischen Vorurteile* beruhen auf der Auffassung, dass für alle seelischen Vorgänge ein somatisches Korrelat identifiziert werden kann. Als Beispiele werden die Arbeiten von Theodor Meynert (1833–1892) und Carl Wernicke (1848–1905) aufgeführt, welche Jaspers als *Hirnmythologien* bezeichnete. Dies darf jedoch nicht darüber hinwegtäuschen, dass sich Jaspers später auch sehr lobend über die psychopathologischen Beschreibungen von Wernicke äußerte. So könne kein Psychopathologe darauf verzichten, Wernicke ernsthaft zu studieren.
- Die *philosophischen Vorurteile* kommen demgegenüber aufgrund von Spekulationen ohne ausreichende empirische Fundierung zustande und sind oft mit einer *»moralisierenden und theologischen Tendenz«* verbunden (Jaspers 1913, 10). Hierbei besteht insbesondere das Problem, dass nicht ausreichend zwischen Erkennen und Werten unterschieden wird.
- Schließlich wird von Jaspers eine Reihe von Vorurteilen ausgeführt, die aus der *Verabsolutierung einzelner Gesichtspunkte* entstehen. Beispiele sind die *Bildvorurteile* oder das *diagnostische Vorurteil.*

Methodologische statt theoretische Ordnung

Im Gegensatz zu einseitigen theoretischen Vorstellungen, wie sie beispielsweise in den Vorurteilen zum Ausdruck kommen, wird von Jaspers eine methodologische Ordnung der Psychopathologie gefordert:

> *»Statt mit einer Theorie den Gegenstand zu beherrschen und das Wissen zu ordnen, müssen wir uns begnügen, allein in der Ordnung unserer Gesichtspunkte und Methoden die Übersicht zu gewinnen, statt einer theoretischen Ordnung können wir nur eine methodologische Ordnung besitzen« (Jaspers 1913, 8).*

Die Allgemeine Psychopathologie kann als ein Versuch einer solchen methodologischen Ordnung angesehen werden:

- Nach einer allgemeinen Einleitung stellt Jaspers zunächst die *Elemente* der Psychopathologie dar, die sich in subjektive Erscheinungen des krankhaften

Seelenlebens (Phänomenologie) und objektive Symptome und Leistungen des Seelenlebens unterteilen lassen.

- Anschließend zeigt Jaspers die *Zusammenhänge* des Seelenlebens auf, bei denen zwischen verständlichen und kausalen Zusammenhängen unterschieden werden kann.
- Schließlich bemüht sich Jaspers darum, *Ganzheiten* aufzuzeigen. Hierbei werden Intelligenz und Persönlichkeit, Synthese der Krankheitsbilder und soziologische Bezüge des abnormen Seelenlebens behandelt. Im Anhang seines Buches geht Jaspers dann abschließend noch kurz auf die Untersuchung der Patienten, Therapie und Prognose sowie die Geschichte der Psychiatrie ein.

Das krankhafte Seelenleben kann für Jaspers nur mit Hilfe von unterschiedlichen Methoden erfasst werden. Er differenziert zunächst einmal aufgrund der zur Verfügung stehenden Erkenntnisquellen zwischen *objektiver* und *subjektiver* Psychopathologie. Erstere bedient sich der *sinnlichen Wahrnehmung*, letztere *der anschaulichen Vergegenwärtigung von Seelischem.* Obwohl Jaspers eingestehen muss, dass diese Unterscheidung nicht immer eindeutig ist, macht er sie dennoch zum wesentlichen Ordnungsprinzip seiner Methodenlehre. Darüber hinaus trifft er noch eine weitere methodische Differenzierung, nämlich die Trennung zwischen der Erfassung von Elementen im Querschnitt und dem Aufzeigen von Zusammenhängen im Längsschnitt. So lassen sich schließlich vier verschiedene Methoden unterscheiden (► **Tab. 2.1**).

Tab. 2.1: Methodische Gliederung der Psychopathologie (modifiziert nach Jäger et al. 2007)

	Objektive Methoden (Erkenntnisquelle: sinnliche Wahrnehmung)	**Subjektive Methoden** (Erkenntnisquelle: anschauliche Vergegenwärtigung des Seelischen)
Querschnittbetrachtung (Erfassung von Elementen)	reine Sinneswahrnehmung	statisches Verstehen (Phänomenologie)
Längsschnittbetrachtung (Aufzeigen von Zusammenhängen)	kausales Erklären	genetisches Verstehen

Mit Hilfe der *sinnlichen Wahrnehmung* kann man den objektiven Querschnittbefund erfassen, wie beispielsweise Reflexe, motorische Erregungen oder sprachlichen Äußerungen. Dieser Erkenntnisquelle steht auf der Ebene des subjektiven Querschnittbefundes das *statische Verstehen* gegenüber, das Jaspers auch als *Phänomenologie* bezeichnet. Eine ähnliche Unterscheidung kann nun auch auf der Ebene der Längsschnittbetrachtung getroffen werden. So können einzelne aufeinanderfolgende Sinneswahrnehmungen *kausal erklärt* werden. Demgegenüber kann man das *Auseinanderhervorgehen von Seelischen aus Seelischen* mit Hilfe der

Methode des *genetischen Verstehens* erfassen. So wie auf der Querschnittebene der reinen sinnlichen Wahrnehmung das statische Verstehen gegenübersteht, so entspricht auf der Längsschnittebene dem kausalen Erklären das genetische Verstehen. Diese verschiedenen Methoden sind für Jaspers prinzipiell einander ebenbürtig. Wichtig ist es für ihn jedoch, die verschiedenen methodischen Ansätze nicht unkritisch miteinander zu vermischen und deren jeweiligen Grenzen zu beachten.

2.3 Methoden der objektiven Psychopathologie

Die objektive Psychopathologie stützt sich auf die Erkenntnisquelle der sinnlichen Wahrnehmungen. Ihre Methodik orientiert sich an den Naturwissenschaften. Somit gibt es hier auch eine enge Verbindung zur Neurophysiologie. Grundsätzlich kann zwischen der Betrachtung des Querschnitts und des Längsschnitts unterschieden werden (► **Tab. 2.2**). Während erstere sich um die Erfassung von einzelnen Symptomen bemüht, hat letztere das kausale Erklären von Zusammenhängen zum Ziel.

Tab. 2.2: Überblick über die objektive Psychopathologie

Querschnittbetrachtung	Längsschnittbetrachtung
Leistungspsychologie • Störung der Wahrnehmung • Auffassung und Orientierung • Assoziationsmechanismus • Störungen des Gedächtnisses • motorische Erscheinungen • Sprachstörungen • Arbeitsleistung symptomatische Psychologie (körperliche Begleit- und Folgeerscheinungen seelischer Vorgänge Ausdruckspsychologie Mimik, Physiognomik, Handschrift rationale Inhalte literarische Produkte Zeichnungen, Kunst, Handarbeiten Benehmen, Handlungen, Lebensführung	Ursachen bestimmter einzelner Phänomene Wirkung exogener Ursachen • Hirnprozesse • Gifte • Ermüdung und Erschöpfung • körperliche Erkrankungen • Tageszeit, Jahreszeit, Wetter, Klima • »psychische« Ursachen Wirkung endogener Faktoren • Anlage • Vererbung • Lebensalter • Geschlecht • Rasse typische Verlaufsreihen • Anfall, Phase, Periode • Prozess • Entwicklung einer Persönlichkeit

Erfassen der objektiven Symptome

Unter den objektiven Symptomen und Leistungen des Seelenlebens versteht Jaspers alle Erscheinungen, die der sinnlichen Wahrnehmung direkt zugänglich sind. Durch solch objektive Vorgänge ist, so Jaspers, oftmals im Einzelfall der Zugang zum Seelenleben anderer Menschen erst möglich. Die objektive Psychopathologie orientiert sich am Modell des psychische Reflexbogens, d. h. *»an der Vorstellung des Organismus, dem Reize zugeleitet werden, auf die er dann nach einer inneren Verarbeitung [...] mit Bewegungen oder anderen objektiv wahrnehmbaren Erscheinungen reagiert«* (Jaspers 1913, 94). Dieser Reflexbogen kann in die sensiblen Leitung vom Sinnesorgan, die zentralen Verarbeitung und die motorische Leitung zum Erfolgsorgan unterteilt werden. Auf diese Weise lassen sich die objektiven Symptome in eine Ordnung bringen. Eine alternative Gliederung kann hingegen nach eher methodischen Gesichtspunkten erfolgen:

- In der *Leistungspsychologie* werden die *nach außen tretenden objektiven Phänomene des Seelenlebens als Leistungen* gewertet. Solche Leistungen lassen sich zum einen aufgrund spontan von außen einwirkender Reize beobachten. Zum anderen lassen sie sich auch durch bestimmte Aufgaben überprüfen, was auch als *experimentelle Psychopathologie* bezeichnet wird. Die Gliederung der einzelnen psychischen Leistungen erfolgt dann aufgrund des Modells des psychischen Reflexbogens (Wahrnehmung, Auffassung und Orientierung, Assoziationsmechanismus, Gedächtnis, motorische Erscheinungen, Sprachstörungen, Arbeitsleistung).
- Werden Symptome als *bloße Begleit- und Folgeerscheinungen* von psychischen Vorgängen aufgefasst, spricht man von *symptomatischer Psychologie*. Hierbei handelt es sich um körperliche Veränderungen, welche ohne Willen und ohne einen bewussten Zweck auftreten. So kommt es beispielsweise bei bestimmten Affekten zu Veränderungen von Atmung, Herzfrequenz und Blutdruck. Aufgrund von solchen körperlichen Begleiterscheinungen kann man auf die zugrunde liegenden seelischen Vorgänge zurückschließen. Die *anormalen* körperlichen Phänomene werden von Jaspers in drei Gruppen eingeteilt: *automatische körperliche Folgen* (beispielsweise Störungen des Appetites und der Verdauung bei affektiven Störungen), fixierte *Reaktionen* und *hysterische Symptome*.
- In der *Ausdruckspsychologie* werden schließlich objektive Phänomene als Ausdruck seelischer Vorgänge gewertet. Vom Ausdruck des Seelischen ist, so Jaspers, immer dann zu sprechen, *»wenn wir eine Beziehung zwischen körperlicher Erscheinung und dem darin zum Ausdruck kommenden Seelischen verstehen«* (Jaspers 1913, 133). Die Ausdruckspsychologie befasst sich beispielsweise mit Mimik, Handschrift und Zeichnungen. Obwohl es sich um Phänomene handelt, die mit Hilfe der sinnlichen Wahrnehmung erfasst werden und somit zur objektiven Psychopathologie gehören, kommt es hier zu einem Übergang zur subjektiven Psychopathologie mit der Methode des Verstehens. So handelt Jaspers die Ausdruckspsychologie in der 3. Auflage der *Allgemeinen Psychopathologie* nicht mehr als Teil der objektiven Psychopathologie, sondern in einem eigenständigen Kapitel ab (Jaspers 1923).

Kausales Erklären

Mit Hilfe der sinnlichen Wahrnehmung werden in der objektiven Psychopathologie einzelne Elemente des Seelenlebens erfasst. In einem zweiten Schritt versucht Jaspers nun Methoden aufzuzeigen, mit denen nach Zusammenhängen zwischen solchen Elementen gesucht werden kann. Hierbei nimmt die Methode des *kausalen Erklärens* eine besondere Rolle ein. Mit Hilfe dieses kausalen Erklärens werden zwei Elemente miteinander verbunden. Ein Element wird als *Ursache*, das andere als *Wirkung* angesehen. Erkenntnistheoretisches Mittel des kausalen Erklärens ist für Jaspers die Erfahrung, dass zwei Elemente regelmäßig miteinander oder hintereinander im Sinne von Ursache und Wirkung auftreten. Hier wird die Orientierung an den Methoden der Naturwissenschaften deutlich. Kausales Erklären ist erst dann möglich, wenn man zuvor die einzelnen Elemente herausgearbeitet hat.

Durch kausale Erklärungen kommt man zu theoretischen Vorstellungen, welche sich auf *außerbewusste Mechanismen* beziehen. Insbesondere ist hier die Vorstellung von Bedeutung, dass alle kausalen Zusammenhänge und somit der *ganze außerbewusste Unterbau des Seelischen* ihre Grundlage in körperlichen Vorgängen haben, die im Gehirn bzw. in der Großhirnrinde zu vermuten sind. Jaspers ist jedoch davon überzeugt, dass man von der konkreten Erforschung solcher Vorgänge *unendlich weit entfernt* ist. Hier kommt seine Anschauung hinsichtlich des Leib-Seele-Problems zum Ausdruck. So hält Jaspers es auch für müßig, einen Satz wie *»Geisteskrankheiten sind Gehirnkrankheiten«* zu diskutieren, den er als *»Zeichen von philosophischer Unbildung und Mangel an methodischer Kritik«* ansieht (Jaspers 1913, 193). Innerhalb der Methode des kausalen Erklärens werden von Jaspers verschiedene Formen unterschieden. Die Wirkung von exogenen und endogenen Ursachen spielt dabei eine besondere Rolle:

- Als Beispiele für die Wirkung *exogene Ursachen* werden Hirnprozesse, Gifte, Ermüdung und Erschöpfung, körperliche Erkrankungen, Tageszeit, Jahreszeit, Wetter, Klima sowie »psychische« Ursachen aufgeführt.
- Beispiele für *endogene Ursachen* sind Anlage, Vererbung, Lebensalter, Geschlecht und Rasse.

Anschließend findet sich ein Kapitel zu den *typischen Verlaufsreihen* seelisch abnormer Erscheinungen. Von Jaspers werden drei verschiedene Typen unterschieden (*Anfall, Phase, Periode; Prozess; Entwicklung einer Persönlichkeit*), wobei bei der Unterscheidung zwischen *Prozess* und *Entwicklung* die Methode der verstehenden Psychopathologie eine ganz wesentliche Rolle spielt.

2.4 Methoden der subjektiven Psychopathologie

Der sich an den Naturwissenschaften orientierenden objektiven Psychopathologie stellt Karl Jaspers die Methoden der subjektiven Psychopathologie gegenüber.

Kennzeichen dieses Methodenbereiches ist, dass die maßgebliche Erkenntnisquelle nicht in der sinnlichen Wahrnehmung, sondern in der *anschaulichen Vergegenwärtigung des Seelischen* liegt. So kommt es in der subjektiven Psychopathologie darauf an, sich in das Seelenleben des anderen hineinzuversetzen und zu versuchen, dieses mitzuerleben.

Ähnlich wie im Bereich der objektiven Psychopathologie kann auch hier zwischen einer Querschnittbetrachtung mit der Herausarbeitung von einzelnen Elementen und einer Längsschnittbetrachtung mit der Beschreibung von Zusammenhängen unterschiedenen werden (► Tab. 2.3). Im ersten Fall spricht Jaspers vom *statischen Verstehen* bzw. von der *Phänomenologie*, im zweiten Fall hingegen vom *genetischen Verstehen.*

Tab. 2.3: Überblick über die subjektive Psychopathologie

Querschnittbetrachtung (Phänomenologie)	Längsschnittbetrachtung
Elemente des abnormen Seelenlebens	verständliche Zusammenhänge
• Gegenstandsbewusstsein • Persönlichkeitsbewusstsein • Gefühl und Gemütszustände • Triebregungen und Wille	verständliche Zusammenhänge bei abnormen Mechanismen
allgemeine Eigenschaften und Ablaufweisen des Seelenlebens	• pathologische Reaktion • Suggestion • Nachwirkung früherer Erlebnisse • Abspaltung seelischer Zusammenhänge
• Aufmerksamkeit • Bewusstseinszustand • Störungen im Ablauf des Seelenlebens • Differenziertheit des Seelenlebens • einfühlbares und nichteinfühlbares Seelenleben	Stellungnahme des Kranken zur Krankheit

Statisches Verstehen (Phänomenologie)

Das statische Verstehen bzw. die Phänomenologie hat für Jaspers die Aufgabe, »*die seelischen Zustände, die die Kranken wirklich erleben, uns anschaulich zu vergegenwärtigen, nach ihren Verwandtschaftsverhältnissen zu betrachten, sie möglichst scharf zu begrenzen, zu unterscheiden und mit festen Termini zu belegen*« (Jaspers 1913, 24). Statisches Verstehen heißt also, das momentane subjektiven Erlebens eines anderen Menschen nachzuerleben und in klare Begriffe zu fassen. Da seelische Vorgänge jedoch zumeist nicht direkt wahrnehmbar sind,

> »*kann es sich immer nur um eine Vergegenwärtigung, um ein Einfühlen, Anschauen, Verstehen handeln, zu dem wir je nach Fall durch Aufzählung einer Reihe äußerer Merkmale des seelischen Zustandes, durch Aufzählen der Bedingungen, unter denen es auftritt, durch sinnlich anschauliche Vergleiche und Symbolisierungen, durch eine Art suggestiver Darstellung hingelenkt werden können*« (Jaspers 1913, 24).

Die Methode des statischen Verstehens stützt sich vor allem auf die Selbstschilderungen der Patienten, die man entweder durch ein Gespräch oder in Form von schriftlichen Äußerungen erhalten kann.

Das statische Verstehen hat die Aufgabe, die einzelnen Elemente des abnormen Seelenlebens herauszuarbeiten. Hierbei geht Jaspers davon aus, dass ein Subjekt (Persönlichkeit) einem Objekt (Gegenstand) gegenübersteht. Somit wird von ihm zunächst zwischen dem *Gegenstandsbewusstsein* und dem *Persönlichkeitsbewusstsein* unterschieden. Hieran anschließend werden dann noch die *Gefühle und Gemütszustände* sowie die *Triebregungen* und der *Wille* behandelt. Am ausführlichsten befasst sich Jaspers mit dem Gegenstandsbewusstsein, wobei er hier vier *Daseinsweisen* unterscheidet, die in unterschiedlicher Weise gestört sein können (▸ **Tab. 2.4**).

Tab. 2.4: Störungen des Gegenstandsbewusstseins

Daseinsweisen	Erläuterungen	Beispiele für Störungen
Wahrnehmungen	leibhafte sinnliche Vergegenwärtigung eines Gegenstandes	Wahrnehmungsanomalien: Intensitätsveränderungen der Empfindungen, Qualitätsverschiebungen der Empfindungen, abnorme Mitempfindungen, Veränderungen der Raumanschauung, Veränderung des Zeitsinns, Déjà vu und jamais vu, Entfremdung der Wahrnehmungswelt, Erleben der Wahrnehmungswelt als neu, Versagen der Einfühlung in andere Menschen Trugwahrnehmungen: Halluzinationen (auf unterschiedlichen Sinnesgebieten), Illusionen (Unaufmerksamkeitsillusionen, Affektillusionen, Pareidolien)
Vorstellungen	bildhafte sinnliche Vergegenwärtigung eines Gegenstandes	Pseudohalluzinationen Trugerinnerungen
Bewusstheiten	unanschauliche Vergegenwärtigung eines Gegenstandes	Phänomene leibhafter Bewusstheiten
Urteile	Beziehungen, Sachverhalte, Richtigkeit und Unrichtigkeit von Gegenständen	Wahnideen Zwangsideen

Insbesondere bemüht sich Jaspers darum, *Wahrnehmungen* und *Vorstellungen* phänomenologisch voneinander zu unterscheiden (▸ **Tab. 2.5**). Diese Differenzierung ist beispielsweise für die Unterscheidung von *Halluzinationen* (Störung der Wahrnehmung) und *Pseudohalluzinationen* (Störung der Vorstellung) von großer Bedeutung. Letztere können beispielsweise in Form von *inneren Stimmen* auftreten. Anschließend an die Ausführungen zu den einzelnen Elementen des Seelenlebens geht Jaspers noch auf die *allgemeine Eigenschaften und Ablaufweisen des Seelenlebens* ein. Hierbei werden *Aufmerksamkeit, Bewusstseinszustand, Störungen im Ablauf des Seelenlebens, Differenziertheit des Seelenlebens sowie einfühlbares und nichteinfühlbares Seelenleben* behandelt.

Tab. 2.5: Phänomenologische Differenzierung zwischen Wahrnehmung und Vorstellung

Wahrnehmung	Vorstellung
leibhafter Charakter	bildhafter Charakter
Erscheinung im äußeren objektiven Raum	Erscheinung im inneren subjektiven Raum
Charakterisierung durch bestimmte Zeichnung, durch Vollständigkeit und durch Detailreichtum	Charakterisierung durch unbestimmte Zeichnung, durch Unvollständigkeit und durch lediglich einzelne Details
Besitz von einzelnen Empfindungselementen mit voller sinnlicher Frische	fehlende sinnliche Frische bei den meisten Elementen
Konstanz des Bildes	Zerflattern und Zerfließen des Bildes mit der Notwendigkeit, dieses immer neu zu erzeugen
Unabhängigkeit vom Willen	Abhängigkeit vom Willen

Genetisches Verstehen

Das statische Verstehen bzw. die Phänomenologie bemüht sich darum, einzelne Elemente des subjektiven Seelenlebens mit Hilfe der *anschaulichen Vergegenwärtigung* herauszuarbeiten. Analog zum kausalen Erklären gibt es nun auch im Bereich der subjektiven Psychopathologie eine Methode, um Zusammenhänge zu erfassen. Diese wird von Jaspers als *genetisches Verstehen* bezeichnet. Während sich das statische Verstehen auf den Querschnittbefund bezieht, befasst sich das genetische Verstehen mit der Erfassung von Zusammenhängen im Längsschnitt: »*Durch Hineinversetzen in Seelisches verstehen wir genetisch, wie Seelisches aus Seelischem hervorgeht*« (Jaspers 1913, 145).

Jaspers führt auf diese Weise eine Methode ein, die er von der naturwissenschaftlichen Methodik des kausalen Erklärens klar abgrenzt:

> »*Während in der Naturwissenschaft nur Kausalzusammenhänge gefunden werden können, findet in der Psychologie das Erkennen noch in dem Erfassen einer ganz anderen Art von Zusammenhängen seine Befriedigung. Seelisches ›geht‹ aus Seelischem in einer für uns verständlichen Weise ›hervor‹. Der Angegriffene wird zornig und macht Abwehrhandlungen, der Betrogene wird misstrauisch. Dieses Auseinanderhervorgehen des Seelischen aus Seelischem verstehen wir genetisch*« (Jaspers 1913, 146).

Hierbei handelt es sich für Jaspers um eine *Kausalität von innen,* während durch kausales Erklären eine *Kausalität von außen* erfasst wird. Hinsichtlich der historischen Quellen der Methode des genetischen Verstehens wird ausdrücklich auf den Philosophen Friedrich Nietzsche (1844–1900) verwiesen. Nietzsche wird von

Jaspers in diesem Zusammenhang auch als *»der größte von allen verstehenden Psychologen«* bezeichnet (Jaspers 1913, 153).

Während sich das kausale Erklären sowohl auf objektive als auch auf subjektive Phänomene beziehen kann, ist das genetische Verstehen auf subjektive Phänomene begrenzt: *»Das kausale Erkennen findet nirgends seine Grenze. Überall fragen wir auch bei seelischen Vorgängen nach Ursachen und Wirkungen, nach Bedingungen. Das Verstehen dagegen findet überall Grenzen«* (Jaspers 1913, 147). Verständliche Zusammenhänge können deshalb im Gegensatz zu kausalen Zusammenhängen niemals zu Theorien über außerbewusste Mechanismen führen. Innerhalb des genetischen Verstehens wird von Jaspers eine weitere Unterscheidung getroffen:

- Das *rationale Verstehen* bemüht sich darum, das Hervorgehen von Seelischen aus Seelischem mit Hilfe der *Regeln der Logik* zu ergründen. So stellt sich hier die Frage, auf welche Weise die Gedankeninhalte nach logischen Gesichtspunkten auseinander hervorgehen.
- Das *einfühlende Verstehen* versucht hingegen zu ergründen, wie Gedankeninhalte beispielsweise aus *Stimmungen, Wünschen und Befürchtungen* hervorgehen.

Das einfühlende Verstehen stellt für Jaspers das genetische Verstehen im engeren Sinne dar:

> *»Führt das rationale Verstehen immer nur zur Feststellung, dass ein rationaler, ganz ohne alle Psychologie verständlicher Zusammenhang Inhalt einer Seele war, so führt uns das einfühlende Verstehen in seelische Zusammenhänge selbst hinein. Ist das rationale Verstehen nur ein Hilfsmittel der Psychologie, so führt das einfühlende Verstehen zur Psychologie selbst«* (Jaspers 1913, 147).

Er stellt nun zunächst die genetisch verständlichen Zusammenhänge im Allgemeinen dar. Hierzu gehört beispielsweise die Entwicklung von Trieben und Leidenschaften. Dann führt er die verständlichen Zusammenhänge bei abnormen Mechanismen aus und geht auf die verständlichen Inhalte in psychotischen Zuständen bzw. im Traum sowie auf die durch Seelisches in Bewegung gebrachten abnormen Mechanismen (*pathologische Reaktion, Suggestion, Nachwirkung früherer Erlebnisse, Abspaltung seelischer Zusammenhänge*) ein. Zum Abschluss behandelt er noch, als einen besonders wichtigen verständlichen Zusammenhang, die *Stellungnahme des Kranken zur Krankheit*, also die Selbstreflexion des Patienten.

Im Abschnitt über die pathologischen Reaktionen versucht Jaspers mit Hilfe der Methode des genetischen Verstehens eine Differenzierung zwischen einer durch ein bestimmtes Ereignis *bloß ausgelösten* Psychose und einer *echten Reaktion* vorzunehmen. Für die echten Reaktionen werden von ihm folgende Charakteristika herausgearbeitet:

- verständlicher inhaltlicher Zusammenhang der Symptomatik mit dem Erlebnis
- Erlebnis als Voraussetzung für das Auftreten der Symptomatik
- Abhängigkeit des Verlaufes der Symptomatik vom Erlebnis

Eine ganz besondere Bedeutung innerhalb des genetischen Verstehens nehmen die Ausführungen von Jaspers hinsichtlich der Stellungnahme des Kranken zur Krankheit ein. Hierbei wird der Versuch unternommen, mit Hilfe des genetischen Verstehens nachzuvollziehen, *»wie das Individuum sich zu Krankheitssymptomen verhält«* (Jaspers 1913, 181). In diesem Zusammenhang lassen sich zwei Gruppen unterscheiden:

- Verarbeitung von Krankheitssymptomen (z.B. genetisch verständliches Hervorgehen von sekundären aus primären Symptomen)
- Beurteilung des Erlebens durch die Persönlichkeit im Sinne einer reflektierten Stellungnahme

In Hinblick auf die *Verarbeitung von primären Krankheitserscheinungen* setzt sich Jaspers zunächst mit dem Phänomen der *Ratlosigkeit* auseinander, wobei er konkret zwischen einer *paranoischen Ratlosigkeit* und einer *melancholischen Ratlosigkeit* unterscheidet. Hierbei wird die Ratlosigkeit als ein sekundäres Symptom angesehen, welches genetisch verständlich aus anderen Symptomen wie beispielsweise Wahnerlebnissen oder einer Melancholie hervorgegangen ist. Auch die Entwicklung eines Wahnsystems aus einzelnen Wahnerlebnissen kann als Beispiel für eine solche Verarbeitung von primären Krankheitssymptomen angesehen werden. Hinsichtlich der *reflektierten Stellungnahme* geht Jaspers schließlich auf *Krankheitsbewusstsein* und *Krankheitseinsicht* ein.

2.5 Beispiele für die Anwendung der Methoden

Differenzierung von Wahnphänomenen

Die psychopathologische Methodenlehre von Jaspers soll nun am Beispiel des Wahns dargestellt werden. Die Wahnideen werden im Abschnitt über das Gegenstandsbewusstsein behandelt, welcher Teil des Kapitels über das statische Verstehen ist. Hierbei wird zunächst der Versuch einer Definition unternommen. Wahnideen werden von Jaspers als *verfälschte Urteile* angesehen, die sich durch drei *äußere Merkmale* auszeichnen:

- außergewöhnliche Überzeugung und subjektive Gewissheit
- Unbeeinflussbarkeit durch Erfahrungen und zwingende Schlüsse
- Unmöglichkeit des Inhaltes

Jaspers ist sich jedoch darüber im Klaren, dass es sich um eine durchaus vage Definition handelt. Insbesondere werden hier lediglich *äußere* Merkmale der verfälschten Ideen aufgeführt. Aus diesem Grund unternimmt Jaspers anschließend den Versuch, die Wahnideen psychopathologisch weiter zu differenzieren. Hierbei greift er auf die Methoden des statischen und genetischen Verstehens zurück (► Tab. 2.6).

Tab. 2.6: Psychopathologische Differenzierung von Wahnphänomenen

Differenzierung der Wahnideen mit der Methode des genetischen Verstehens

- wahnhafte Ideen (verständlich hervorgegangen aus Affekten oder anderen Erlebnissen)
- echte Wahnideen (nicht zurückführbar auf andere Phänomene)

Differenzierung der wahnhaften Ideen mit den Methoden des genetischen und des statisches Verstehens

- melancholische Wahnideen
- manische Wahnideen
- überwertige Ideen
- Täuschungen durch Trugwahrnehmungen

Differenzierung der echten Wahnideen mit der Methode des statisches Verstehen

- Wahnwahrnehmung
- Wahnvorstellung
- Wahnbewusstheit

Zunächst wird von Jaspers mit Hilfe des genetischen Verstehens eine Unterscheidung zwischen *wahnhaften Ideen* und *echten Wahnideen* getroffen:

> »*die einen sind für uns verständlich hervorgegangen aus Affekten, aus anderen Erlebnissen, wie Trugwahrnehmungen oder dem Erlebnis der Entfremdung der Wahrnehmungswelt bei veränderten Bewusstsein usw., die anderen sind phänomenologisch etwas Letztes. Die ersteren nennen wir wahnhafte Ideen, die letzteren echte Wahnideen*« (Jaspers 1913, 45).

Innerhalb der wahnhaften Ideen werden von Jaspers neben den manischen und melancholischen Wahnideen vor allem auch die *überwertigen Ideen* angeführt. Es handelt sich um

> »*Überzeugungen, die von einem sehr starken Affekt, aus der Persönlichkeit und ihrem Schicksal verständlichen Affekt betont sind und infolge dieser starken Affektbetonung dadurch, dass gleichsam die Persönlichkeit sich mit der Idee identifiziert, fälschlich für wahr gehalten werden*« (Jaspers 1913, 50).

Überwertige Ideen können beispielsweise in Form eines *Erfinderwahns*, eines *Eifersuchtswahns* oder eines *Querulantenwahns* auftreten. Jaspers fordert in diesem Zusammenhang dazu auf, die überwertigen Ideen scharf von den echten Wahnideen zu unterscheiden.

Die echten Wahnideen bzw. die primären Wahnerlebnisse werden mit Hilfe der Methode des statischen Verstehens in Wahnwahrnehmungen, Wahnvorstellungen und Wahnbewusstheiten differenziert. In Bezug auf die Wahnwahrnehmung führt Jaspers aus, dass es hier einen schrittweisen Übergang vom *Erlebnis unklarer Bedeutungen* bis hin zum fest ausgeformten *Beziehungswahn* gibt. Darüber hinaus bemüht sich Jaspers auch darum, näher auf die Inhalte der Wahnideen einzugehen. Er geht von der Beobachtung aus, dass bestimmte Wahninhalte auch bei verschiedenen Menschen immer wiederkehren. Hierfür können drei Faktoren als bedeutsam angesehen werden:

- allgemeine menschliche Triebe, Wünsche, Hoffnungen und Befürchtungen
- historische Bedingungen
- Eigenart einzelner Krankheitsprozesse

Die Wahninhalte beziehen sich zumeist auf das Individuum, d. h. der Betroffene selbst steht meist im Mittelpunkt des Wahns. Allerdings führt Jaspers auch seltene Fälle auf, in denen es zu *objektiven Wahnbildungen* kommt, die sich beispielsweise auf philosophische Probleme oder historische Ereignisse beziehen. Die häufig vorkommenden Wahninhalte in Hinblick auf die eigene Person leiten sich zumeist aus deren Trieben und Wüschen ab. Darüber hinaus spielen auch historische Bedingungen eine Rolle. Als Beispiel hierfür wird der *Besessenheitswahn* in früheren Zeiten angesehen. Schließlich gibt es auch Wahninhalte, die typisch für bestimmte Erkrankungen sind.

Unterscheidung zwischen Prozess und Entwicklung

Die Unterscheidung zwischen Prozess und Entwicklung ist ein weiteres Beispiel für die Anwendung der psychopathologische Methodenlehre von Jaspers. Die Differenzierung zwischen diesen beiden Begriffen geht maßgeblich auf eine Arbeit mit dem Titel *Eifersuchtswahn. Ein Beitrag zur Frage: »Entwicklung einer Persönlichkeit oder »Prozess«* aus dem Jahre 1910 zurück (Jaspers 1963a).

- Unter einem *Prozess* wird ein Vorgang verstanden, bei dem es zu einer Veränderung des Seelenlebens durch den Einbruch von etwas *völlig Neuem* im Vergleich zur bisherigen Lebensgeschichte kommt. Hierbei handelt es sich um einen andauernden Vorgang, während eine *Phase* nur vorübergehend ist. Innerhalb der Prozesse unterscheidet Jaspers zwischen den organischen und den psychischen Prozessen. Die *organischen Prozesse* werden durch organische Erkrankungen hervorgerufen und zeigen in psychopathologischer Hinsicht die Eigenheit eines *grob zerstörten Seelenlebens*. Bei den *psychischen Prozessen* findet sich kein organisches Korrelat, psychopathologisch fällt hier *Veränderung des Seelenlebens ohne Zerstörung* auf.
- Dem Prozess steht die *Entwicklung* der Persönlichkeit gegenüber, die psychopathologisch aus der Anlage der Persönlichkeit und dem Lebenslauf abgeleitet werden kann. Als Beispiel werden die paranoiden Entwicklungen angeführt, die unter anderem im Rahmen einer Eifersucht vorkommen.

Jaspers weist darauf hin, dass es im Einzelfall erhebliche Schwierigkeiten bereiten kann, zwischen Prozess und Entwicklung zu unterscheiden. In Zusammenhang mit dem Begriff der Entwicklung kommt vor allem die Methode des genetischen Verstehens zur Anwendung. So lautet die entscheidende Frage, ob es eben einen psychopathologisch verständlich nachvollziehbaren Zusammenhang zwischen Persönlichkeit, Lebensereignissen und Symptomatik gibt. Konkret hebt Jaspers noch die Bedeutung von drei Momenten heraus, aus denen sich die Entwicklung der Persönlichkeit ableitet:

- Anlage der Persönlichkeit
- Wechselwirkung mit dem sozialen Milieu
- Reaktion auf Erlebnisse

2.6 Überlegungen zu Nosologie und Diagnostik

Skepsis gegenüber den traditionellen Krankheitsmodellen

Überlegungen zur psychiatrischen Krankheitslehre nehmen bei Jaspers einen eher geringen Stellenwert ein. Dies verwundert nicht, da sich die *Allgemeine Psychopathologie* nicht als Nosologie, sondern als psychopathologische Methodologie versteht. Aufgrund von klinisch-pragmatischen Überlegungen versucht Jaspers jedoch am Ende seines Buches im Kapitel über die *Synthese der Krankheitsbilder* mögliche Wege für eine zukünftige Psychiatrie aufzuzeigen. Er führt zunächst aus, dass es in der psychiatrischen Krankheitslehre zwei grundsätzlich verschiedene Anschauungen gibt:

- In der Lehre von der *Einheitspsychose* wird davon ausgegangen, dass es keine scharf umgrenzten Krankheitsentitäten, sondern lediglich Variationen von Symptomen gibt, welche *fließend ineinander übergehen.*
- Zum anderen gibt es die Anschauung von unterscheidbaren bzw. *natürlichen Krankheitseinheiten*, die durch Faktoren wie Symptomatologie, Verlauf, Ursache und körperlichen Befund charakterisiert sind.

Als Vertreter der Ansicht von natürlichen Krankheitseinheiten wird Emil Kraepelin (1856–1926) genannt. Dieser habe, so Jaspers, die Auffassung vertreten, dass Krankheitsbilder, die »*die gleiche Ursachen, gleiche psychologische Grundform, gleiche Entwicklung und Verlauf, gleichen Ausgang und gleichen Hirnbefund haben, also im Gesamtbilde übereinstimmen*«, als natürliche Krankheitseinheiten aufgefasst werden können (Jaspers 1913, 260). Aus diesem Grunde habe sich Kraepelin auch um eine umfassende klinische Beobachtung mit dem Schwerpunkt auf den Krankheitsverlauf bemüht. Trotz ausdrücklicher Anerkennung der Leistungen von Kraepelin steht Jaspers dessen Krankheitsmodell recht skeptisch gegenüber:

> *»Die Idee der Krankheitseinheit lässt sich in irgendeinem einzelnen Falle niemals verwirklichen. Denn die Kenntnis des regelmäßigen Zusammentreffens gleicher Ursachen*

> *mit gleichen Erscheinungen, Verlauf, Ausgang und Hirnbefund setzt eine vollendete Kenntnis aller einzelnen Zusammenhänge voraus, eine Kenntnis, die in unendlich ferner Zukunft liegt«* (Jaspers 1913, 263).

An dieser Stelle kommt, wie es bereits bei den Ausführungen zum Leib-Seele-Problem deutlich wurde, der erkenntnistheoretische Skeptizismus von Jaspers zum Ausdruck. So rechnet er nicht damit, dass auch in ferner Zukunft einmal psychische Vorgänge vollständig auf neuronale Prozesse im Gehirn zurückgeführt werden können.

Trotz der grundsätzlichen Ablehnung des Krankheitsmodells Kraepelins werden von Jaspers dessen Verlaufsbeobachtungen mit der Unterteilung in verschiedene psychopathologische Verlaufsformen sehr gelobt. Insbesondere würdigt er auch das nosologische Modell Kraepelins als Orientierungspunkt für die weitere empirische Forschung:

> *»Die Idee der Krankheitseinheit ist in Wahrheit eine Idee im Kantischen Sinne: der Begriff einer Aufgabe, deren Ziel zu erreichen unmöglich ist, da das Ziel in der Unendlichkeit liegt; die uns aber trotzdem die fruchtbare Forschungsrichtung weist und die ein wahrer Orientierungspunkt für empirische Einzelforschung bedeutet«* (Jaspers 1913, 263).

So kommt Jaspers zum Resümee, dass man lediglich im Bereich der Psychosen mit fassbaren organischen Ursachen nach realen Krankheitseinheiten suchen kann. Um solche klar voneinander abgrenzbare Entitäten zu klassifizieren, verwendet er den auf die griechische Logik zurückgehenden Begriff der *Gattung*. Im Bereich der psychischen Störungen ohne ein solch fassbares organisches Korrelat greift er hingegen auf ein anderes Konzept zurück.

Einführung des Typuskonzeptes in die Psychopathologie

Im Gegensatz zu einer Klassifikation in Gattungen schlägt Jaspers für die psychischen Störungen ohne organisches Korrelat vor, *Krankheitstypen* zu unterscheiden. Mit diesem Konzept nimmt er explizit auf die Arbeiten des Nationalökonomen, Soziologen und Philosophen Max Weber (1864–1920) Bezug, mit dem er in Heidelberg in einem engen persönlichen Kontakt stand. Weber hatte in einem Aufsatz aus dem Jahr 1904 das Konzept des *Idealtypus* in die Soziologie eingeführt (Weber 1988). Anders als bei der Gattung handelt es sich beim Typus nicht um eine reale Entität mit scharfen Grenzen, sondern lediglich um ein begriffliches Konstrukt: *»Typus ist ein fiktives Gebilde, dem eine Wirklichkeit mit fließenden Grenzen entspricht, an dem ein Einzelfall gemessen wird, in dem er aber nicht eingeordnet wird«* (Jaspers 1913, 268). Das Typuskonzept stellt somit auch eine Art Kompromiss zwischen der Anschauung der Einheitspsychose mit einer vielfältigen Variation von verschiedenen Symptomen und der Suche nach realen Krankheitseinheiten dar. So wird durch Typen *»nur einer fließenden Mannigfaltigkeit eine Struktur gegeben, die sie dem Intellekt zugänglich macht«* (Jaspers 1913, 268). Ihnen kommt somit vor allem ein heuristischer Wert zu. Dieser bemisst sich danach, ob das Konzept für Forschung und klinische Praxis nützlich ist: *»Typen erweisen sich bei der Erfassung von Einzelfällen in ihrer Eigenart und zur Ordnung als fruchtbar oder nicht«* (Jaspers 1913, 268).

Jaspers empfiehlt nun, solche Typen auf der Grundlage psychopathologischer Verlaufsbeobachtungen zu bilden. Dabei soll die gesamte Lebensgeschichte berücksichtigt werden. Somit wird angestrebt, nicht nur den psychopathologischen Querschnittbefund, sondern vor allem auch den Verlauf abzubilden. So fordert Jaspers dazu auf, »*typische Gesamtbilder von Psychosen zu finden, die einem kleinen Kreise von Fällen entsprechen*« (Jaspers 1913, 263 f). Die Ausführungen von Jaspers zu den konkreten Krankheitstypen sind eher spärlich, wobei er aber die Herausarbeitung von Krankheitstypen als eine ganz wesentliche Aufgabe der zukünftigen Psychiatrie ansieht.

Entwurf eines Diagnoseschemas

Jaspers stellt schließlich ein Diagnoseschema vor, wobei er ausdrücklich den vorläufigen Charakter dieser Einteilung betont. Hierbei bezieht er sich explizit auf Kraepelin und die in dessen Lehrbuch beschriebenen Krankheitsentitäten (Kraepelin 1899). Das Diagnoseschema von Jaspers besteht aus drei Gruppen (▸ **Tab. 2.7**). Zunächst werden alle psychischen Erkrankungen mit bekannter somatischer Grundlage in eine Gruppe zusammengefasst. Nur hier kann, so Jaspers, von eigentlichen Krankheitseinheiten bzw. Krankheitsgattungen gesprochen werden. Die verbleibenden Fälle werden in zwei große Gruppen unterteilt:

- Unter den *Prozessen* versteht Jaspers Störungen, »*die zu einer bestimmten Zeit beginnen, zu einer dauernden Umwandlung wenigstens einer Seite der Persönlichkeit führen und meistens die psychologische Eigenart des schizophrenen Seelenlebens darbieten*« (Jaspers 1913, 266).
- Davon unterscheidet er das *degenerative Irresein*, das in Form von vorübergehenden heilbaren Phasen, abnormen Reaktionen sowie Entwicklungen einer Persönlichkeit auftreten kann. Unter dem damals noch gebräuchlichen, heute jedoch veralteten und missverständlichen Begriff der »Degeneration« versteht Jaspers Variationen der Veranlagung bzw. Abweichung von der normalen Artung.

Tab. 2.7: Diagnoseschema in der Allgemeinen Psychopathologie (1913)

I. organische (exogene und symptomatische) Psychosen • organische Hirnprozesse • körperliche Erkrankungen • äußere Vergiftungen • ein Teil der Epilepsien
II. Prozesse (Dementia praecox oder Schizophrenie)
III. degeneratives Irresein • abnorme Phasen • abnorme Reaktionen • abnorme Persönlichkeiten und Entwicklungen

Wichtig erscheint darauf hinzuweisen, dass in den ersten drei Auflagen der *Allgemeinen Psychopathologie* die von Kraepelin konzipierten manisch-depressiven Erkrankungen nicht zu den Prozessen, sondern zum degenerativen Irresein im Sinne der abnormen Phasen gerechnet werden. Dies sollte sich in der 4. Auflage von 1946 ändern (Jaspers 1946).

In Bezug auf die Diagnostik werden zwei wichtige Prinzipien eingeführt, die als »Schichtenregel« und »Verstehensgrenze« bekannt sind. Zunächst stellt Jaspers eine klare Hierarchie für die Diagnosevergabe auf: Ein degeneratives Irresein lässt sich nur dann diagnostizieren, wenn es keinen Hinweis auf einen Prozess oder eine organische Psychose gibt. Ein Prozess kann nur dann diagnostiziert werden, wenn man zuvor eine organische Psychose ausgeschlossen hat. Die tiefste Schicht bestimmt somit die Diagnose. Jaspers versucht dies mit einem Bild zu veranschaulichen:

> »*die Krankheitssymptome liegen wie Schichten einer Zwiebel übereinander, außen degenerative Symptome, dann die Prozesssymptome, schließlich die körperlichen Symptome. Die tiefste Schicht, die bei der Untersuchung des Einzelfalls erreicht wird, gibt den Ausschlag für die Diagnose*« (Jaspers 1913, 267).

Prozesse und degeneratives Irresein lassen sich mit der Methode der verstehenden Psychopathologie voneinander unterscheiden. Das Seelenleben von Menschen, die unter einem Prozess leiden, ist für Jaspers im Gegensatz zum degenerativen Irresein *unverständlich* bzw. *uneinfühlbar*. Als ein wesentliches Charakteristikum werden die Phänomene des *Gemachten* herausgearbeitet, welche sich beispielsweise auf Gefühle, Wahrnehmungen, Willenshandlungen oder Stimmungen beziehen können: »*Die Kranken fühlen sich infolgedessen unfrei, unter fremder Macht, nicht Herr ihrer selbst, nicht ihrer Bewegungen, nicht ihrer Affekte*« (Jaspers 1913, 91).

2.7 Bedeutung sozialer Faktoren

Am Ende der *Allgemeinen Psychopathologie* geht Jaspers schließlich auf die *Bedeutung soziologischer Beziehungen* in der Psychopathologie ein. So hält er es für nötig, die psychopathologische Forschung auch auf soziologische Aspekte auszudehnen:

> »*Die somatische Medizin hat es mit dem Menschen nur als einem Naturwesen zu tun. Sie untersucht und erforscht seinen Körper nicht anders als den tierischen. Die Psychopathologie sieht sich dauernd vor die Tatsache gestellt, dass der Mensch außerdem auch ein Kulturwesen ist, daß sein seelisches Leben nur besteht in der Wechselwirkung mit der menschlichen Gesellschaft*« (Jaspers 1913, 294).

Hierbei bemüht er sich darum, verschiedene Arten von Bezügen zwischen Gesellschaft und psychischen Störungen aufzuzeigen. Zum einen kommt gesellschaftlichen Faktoren eine wesentliche Bedeutung für das Auftreten von abnormen Seelenerscheinungen zu, was sich auch durch statistische Untersuchungen belegen lässt. So weist Jaspers darauf hin, dass sich in Europa seit dem Ende 19. Jahrhunderts der Anteil von Patienten in psychiatrischen Krankenhäusern bezogen auf die Gesamtbevölkerung verdoppelt bzw. verdreifacht hat. Hieraus zieht er jedoch nicht automatisch die Schlussfolgerung, dass psychische Erkrankungen zugenommen haben. Alternative Erklärungsmöglichkeiten sieht Jaspers darin, dass aufgrund der Industrialisierung das Leben in der Gesellschaft für psychisch kranke Menschen schwieriger geworden ist, oder dass sich die Attraktivität der psychiatrischen Krankenhäuser deutlich verbessert hat. Neben diesen quantitativ-statistischen Ergebnissen geht er auch auf qualitative Aspekte ein. So wird beispielsweise darauf hingewiesen, dass die Nervosität bzw. die Neurasthenie als typische Erkrankungsform der Zeit angesehen werden kann. Weiterhin stellt Jaspers fest, dass die Unfallneurosen erst nach Einführung der gesetzlichen Unfallversicherung aufgetreten sind. So ist davon auszugehen, dass der Rentenwunsch bei entsprechend vordisponierten Menschen nach Unfällen zu verschiedenen Beschwerden führen kann, wobei hier den hysterischen Mechanismen eine wesentliche Rolle zukommt.

Bezüglich der Frage, *»auf welche Weise die gesellschaftlichen Umstände auf die Erscheinungen abnormen Seelenlebens einwirken oder diese geradezu erst hervorrufen«* (Jaspers 1913, 305), wird zwischen erklärbaren und verständlichen Zusammenhängen unterschieden. Als Beispiel für eine kausale Wirkung führt Jaspers den Einfluss toxischer Substanzen bei bestimmten Berufen an. Der Inhalt von Psychosen stellt hingegen ein Beispiel für einen verständlichen Zusammenhang dar, weil sich hier aktuelle gesellschaftliche Themen widerspiegeln. Schließlich weist Jaspers noch auf die *Bedeutung abnormer Seelenerscheinungen für die Gesellschaft* hin, wobei er zwischen *asozialen* und *antisozialen* Verhaltensweisen unterscheidet.

2.8 Veränderungen in der 4. Auflage der Allgemeinen Psychopathologie

Fast 20 Jahre nach dem Erscheinen der 3. Auflage der *Allgemeinen Psychopathologie* von 1923 wurde Jaspers 1941 vom Verlag gebeten, eine Neubearbeitung für die geplante 4. Auflage vorzunehmen. Zu dieser Zeit war Jaspers von seiner Lehrtätigkeit als Philosoph an der Universität Heidelberg entbunden und hatte diesbezüglich auch Publikationsverbot. So war die Neuauflage seines psychopathologischen Buches eine Möglichkeit, zu einer medizinischen Publikation zu kommen. Jaspers war aber bereits 1916 aus der psychiatrischen Klinik in Heidelberg ausgeschieden. Eine unmittelbare Berührung mit psychiatrischen Patienten hatte er somit nicht mehr. Es wurde ihm jedoch vom damaligen Klinikdirektor Carl Schneider (1891–1946) erlaubt, die Bibliothek der Heidelberger Klinik zu benutzen. Jaspers stand zudem seit 1921 in regelmäßigem Briefkontakt mit Kurt Schneider. Während der Zeit der Neubearbeitung der *Allgemeinen Psychopathologie* erfolgte ein intensiver Briefwechsel, in dem wesentliche Themen der Psychopathologie diskutiert wurden (Bormuth et al. 2016). Die 1942 fertig gestellte

Neuauflage erhielt jedoch keine Druckgenehmigung. So konnte diese Version erst 1946 als 4. Auflage des Buches erscheinen (Jaspers 1946).

Die umfangreiche 4. Auflage zeichnet sich zum einen durch eine ausführliche Auseinandersetzung mit der damaligen psychopathologischen Literatur aus. Dies ist vor dem Hintergrund zu sehen, dass Jaspers in der Bibliothek der Heidelberger Universitätsklinik die Möglichkeit hatte, diese eingehend zu bearbeiten. Zum anderen ragen auch die vielen philosophischen Reflexionen heraus. Jaspers war zu dieser Zeit der einflussreichste Repräsentant der deutschen Existenzphilosophie. Darüber hinaus ist an einigen Stellen auch der direkte Einfluss von Kurt Schneider zu spüren. Im Folgenden sollen die Charakteristika der 4. Auflage an einigen Beispielen veranschaulicht werden.

Überlegungen zur Methode des Verstehens

Die Einführung der Methode des »Verstehens« kann als eine der ganz wesentlichen Leistungen von Jaspers angesehen werden (Jaspers 1913). Er unterscheidet hierbei zunächst zwischen *statischem Verstehen* (Erfassung einzelner Elemente im Querschnitt) und *genetischem Verstehen* (Erfassung von Zusammenhängen im Längsschnitt). Innerhalb des genetischen Verstehens wird eine weitere Unterscheidung getroffen. Während sich das *rationale Verstehen* dem Hilfsmittel der Logik bedient, handelt es sich beim *einfühlenden* Verstehen um das Erfassen von eigentlichen psychologischen Zusammenhängen. In der 4. Auflage der *Allgemeinen Psychopathologie* werden weitere Möglichkeiten des genetischen Verstehens bzw. von verständlichen Zusammenhängen aufgeführt (Jaspers 1946):

- geistiges Verstehen
- existentielles Verstehen
- metaphysisches Verstehen

Ähnlich wie beim rationalen Verstehen geht es bei allen drei aufgeführten Punkten um das Erfassen einer Art von *objektivem Sinn*. So können nicht nur rein logische Sinnzusammenhänge verstanden werden (rationales Verstehen), sondern auch Inhalte wie »*Gestalten, Bilder und Symbole*« (Jaspers 1946, 256). Dies nennt Jaspers dann *Verstehen des Geistes*. Weiterhin kann sich Verstehen auch auf die *Erscheinung möglicher Existenz* beziehen und auf diese Weise zur *philosophischen Existenzerhellung* werden. An dieser Stelle zeigt sich die enge Verbindung der 4. Auflage der *Allgemeinen Psychopathologie* zur Existenzphilosophie von Jaspers. Schließlich gibt es auch noch ein *metaphysisches Verstehen,* welches auf den *umfassenden Sinnzusammenhang* abzielt.

Auseinandersetzung mit theoretischen Vorstellungen

Bereits in der 3. Auflage der *Allgemeinen Psychopathologie* findet sich eine Auseinandersetzung mit *Theorien* in der Psychiatrie. Dieser Abschnitt wird dann in der 4. Auflage noch weiter ausgebaut. »Theorien« beziehen sich für Jaspers immer auf einen *Kausalzusammenhang*, weshalb nur die Methode des Erklärens zu Theorien führen kann. Mit seiner Forderung nach einer methodologischen Ordnung der Psychopathologie steht Jaspers den Theorien eher skeptisch gegenüber. Dies führt er an den Beispielen der lokalisatorische Lehre von Carl Wernicke, der psychodynamische Lehre von Sigmund Freud und der konstruktiv-genetische Psychopathologie bei Viktor v. Gebsattel aus:

- *Carl Wernicke* verfolgt das Ziel, die Erkenntnisse aus der Aphasieforschung auf psychopathologische Phänomene zu übertragen. Jaspers kritisiert hieran, dass Wernicke sich zu sehr auf hirnanatomische Vorstellungen stützt. Auch hält er es für problematisch, dass Wernicke gemäß seiner Vorstellung vom psychischen Reflexbogen letztlich nur objektive Symptome für untersuchungswürdig hält. Kritisch sieht Jaspers auch die unzulässige Vermischung von anatomischen und psychologischen Begriffen. Auch wenn er Wernickes Theorie als Musterbeispiel für ein *somatisches Vorurteil* ablehnt, äußerte er sich dennoch anerkennend für seine psychopathologischen Beschreibungen:

  »Man muss sagen, dass Wernicke nur manchmal zu wunderlichen Ausartungen seiner Konstruktion kommt, dass er vielmehr mit klarem Blick für das Anschauliche und mit ausgesprochenem Blick für Fasslichkeit und Interessantheit trotz der prinzipiell falschen Grundgedanken eines der erheblichsten psychopathologischen Werke geschaffen hat« (Jaspers 1946, 450).

- Noch kritischer als der somatischen Theorie von Wernicke steht Jaspers den psychodynamischen Vorstellungen von *Sigmund Freud* gegenüber. Der Hauptkritikpunkt lautet, dass in der Psychoanalyse verständliche Zusammenhänge mit kausalen Erklärungen verwechselt werden. So werden aus verständlichen Zusammenhängen Theorien konstruiert. Dies hält Jaspers jedoch für unzulässig, da seiner Ansicht nach nur Kausalbeziehungen zu Theorien führen können.
- Schließlich kritisiert Jaspers noch die Theoriebildung in der anthropologischen Psychiatrie, welche er unter dem auf *Viktor v. Gebsattel* zurückgehenden Begriff *konstruktiv-genetische Psychopathologie* zusammenfasst. Auch hier hebt er aber explizit den Wert der Leistungen auf deskriptivem Gebiet hervor.

Veränderungen im Diagnoseschema

In der 4. Auflage der *Allgemeinen Psychopathologie* entwirft Jaspers schließlich ein Diagnoseschema, welches sich zum Teil erheblich von Ansätzen in den Vorauflagen unterscheidet. Erhalten geblieben ist die Einteilung in drei Gruppen, die jedoch nun folgendermaßen benannt sind:

- bekannte somatische Krankheiten mit Seelenstörungen
- drei Kreise der großen Psychosen (genuine Epilepsie, Schizophrenie, manisch-depressive Erkrankung)
- Psychopathien

Somit wird hier nun auf veraltete und missverständliche Begriffe wie »Prozess« und »degeneratives Irresein« verzichtet. Interessant ist vor allem die mittlere Gruppe. Während diese in den Vorauflagen lediglich die Schizophrenie umfasste, werden nun auch ein Teil der Epilepsien und vor allem die manisch-depressive Erkrankung eingeschlossen. Letztere wurde bisher von Jaspers mit den abnormen Reaktionen und Persönlichkeiten zusammengefasst (Jaspers 1913). Hier zeigt sich der Einfluss von Kurt Schneider. So kann das Diagnoseschema in der 4. Auflage gut mit dem System in Schneiders *Klinischer Psychopathologie* verglichen werden (Schneider 2007).

Frage nach dem Wesen des Menschen

Neu in der 4. Auflage der *Allgemeinen Psychopathologie* ist auch ein Kapitel, in dem das *Ganze des Menschseins* behandelt wird. Hier finden sich die meisten Bezüge zu den philosophischen Anschauungen von Jaspers. Das Kapitel beinhaltet auch einen Abschnitt mit anthropologischen Ausführungen, in dem sich Jaspers die Frage nach dem *Wesen des Menschen* stellt. Er weist darauf hin, dass diese Gedanken seinen philosophischen Schriften entnommen sind. In Tabelle 2.8 wird der Versuch unternommen, die anthropologischen Ansichten kurz zusammenzufassen. Wichtig erscheint in diesem Zusammenhang die Anschauung von Jaspers, dass der *Mensch als Ganzes* zu keiner Zeit *Gegenstand der Erkenntnis* werden kann. Dies bedeutet auch, dass die Psychopathologie immer nur verschiedene Aspekte, nicht jedoch den Menschen in seiner Gesamtheit erfassen kann.

Tab. 2.8: Anthropologische Grundannahmen bei Karl Jaspers

Grundsätze über das Menschsein

- Dem Menschen kommt eine Sonderstellung im Tierreich zu.
- Der Mensch ist das Umgreifende (Dasein, Bewusstsein, Geist, Vernunft, Existenz).
- Der Mensch ist mehr und anders, als er von sich verwirklicht hat.
- Dem Menschen setzen sich aus seinem Inneren drei Widerstände entgegen (Materie des Inneren mit Gefühlen und Antrieben, Prozess des Verdeckens und Verkehrens, Leere des Sichausbleibens).

Grundsätze über Sinn und Möglichkeiten der Erkenntnis des Menschseins

- Was der Mensch ist, zeigt sich in drei Stufen (Richtungen der objektiven Erkennbarkeit, Weisen des Umgreifenden, Einheit).
- Für die empirische Forschung wird der Mensch theoretisch konstruiert in Faktoren, Teile, Elemente, Komponenten, Funktionen.
- Der Mensch ist sich selbst gewiss.
- Im Erforschen des Menschen, ist man nicht nur Zuschauer, sondern selbst Mensch.
- Der Mensch als Ganzes wird nie Gegenstand der Erkenntnis.
- Der Mensch ist immer mehr als er von sich weiß und wissen kann.
- Kein Mensch ist überschaubar, über keinen ist ein endgültiges Gesamturteil möglich.

Überlegungen zum Krankheitsbegriff

Jaspers beschäftigt sich schließlich noch eingehend mit dem Krankheitsbegriff, insbesondere in Hinblick auf den psychiatrischen Kontext. Während die diesbezüglichen Ausführungen in der 1. Auflage der *Allgemeinen Psychopathologie* lediglich angedeutet sind, werden sie in den Folgeauflagen immer mehr ausgebaut. Zunächst stellt er fest, dass sich die Ärzte mit den grundsätzlichen Fragen des allgemeinen Krankheits- und Gesundheitsbegriffes zumeist nur wenig auseinandersetzen: »*Was krank im allgemeinen sei, das hängt weniger vom Urteil der Ärzte, als vom Urteil der Patienten ab und von den herrschenden Auffassungen der jeweiligen Kulturkreise*« (Jaspers 1946, 652). Um einer Definition von Krankheit näherzukommen, unterscheidet Jaspers zwischen Wertbegriff und Durchschnittsbegriff.

- Krankheit stellt für Jaspers zunächst ein *Wertbegriff* dar. So wird mit der Bezeichnung »krank« meist ein Werturteil ausgedrückt: »*Krank heißt unter irgendeinem, aber keineswegs immer gleichen Gesichtspunkt schädlich, unerwünscht, minderwertig*« (Jaspers 1946, 652).
- Um sich von einem solchen Wertbegriff zu lösen, muss nach einem *empirischen Seinsbegriff* gesucht werden, wobei sich für Jaspers zunächst der Begriff des *Durchschnittes* anbietet.

So beschreibt er, wie sich die Medizin in ihrer Geschichte immer bemüht hat, auf der Grundlage von empirischer Forschung den »*Krankheitsbegriff als Wertbegriff in eine Summe von Seinsbegriffen*« zu überführen (Jaspers 1946, 653). Der hierbei meist zur Anwendung kommende Durchschnittsbegriff ist jedoch problematisch, da eine Abweichung von Durchschnitt nicht immer mit einer Beeinträchtigung der Leistungs- und Lebensfähigkeit verbunden ist. Umgekehrt gibt es auch Erscheinungen wie beispielsweise die Karies der Zähne, welche man durchaus aus krank bezeichnen muss, auch wenn sie dem Durchschnitt entsprechen. Darüber hinaus ist es fast unmöglich, in vielen Fällen den Durchschnitt von Lebenserscheinungen festzustellen.

Während sich in der somatischen Medizin die Frage nach Gesundheit und Krankheit in der Praxis trotz der von Jaspers angesprochenen Probleme meist nicht besonders schwierig gestaltet, stellt sich die Situation in der Psychiatrie anders dar. Jaspers hält es vor allem für problematisch, dass oft nicht ausreichend zwischen Seins- und Wertbegriffen unterschieden wird. So wird von ihm eine klare Unterscheidung zwischen empirischer und normativer Ebene gefordert. Er versucht nun im Weiteren, sich den Begriffe von Krankheit und Gesundheit mit Hilfe von *spekulativen Gedanken* zu nähern, wobei er auch existenzphilosophische Überlegungen einbezieht. Abschließend nimmt er noch auf sein Diagnoseschema Bezug, ohne eine Lösung für die angesprochenen Probleme anbieten zu können.

2.9 Weiterführung der Psychopathologie Karl Jaspers'

Die Methodenlehre von Jaspers hatte einen nachhaltigen Einfluss auf die weitere Entwicklung der Psychopathologie. So wurden die Ansätze von Jaspers zunächst in der psychiatrischen Universitätsklinik in Heidelberg weitergeführt. Hier sind Namen wie Karl Wilmanns (1873–1945), Hans Walther Gruhle (1880–1958), Willy Mayer-Gross (1889–1961) und Hans Bürger-Prinz (1897–1976) zu nennen. Karl Wilmanns, der seinerzeit Jaspers zum Verfassen seines Buches *Allgemeine Psychopathologie* angeregt hatte, leitete die Heidelberger Klinik nach dem Weggang bzw. dem frühen Tod Franz Nissls von 1918–1933. So kann auch von einer *Heidelberger Schule* der Psychopathologie gesprochen werden (Conrad 2002).

Ein historisch bedeutendes und auch heute immer noch lesenswertes Werk stellt der von Wilmanns herausgegeben Schizophrenieband des *Handbuches der Geisteskrankheiten* aus dem Jahr 1932 dar (Wilmanns 1932). Hierbei handelt es sich um einen Sammelband, dessen Beiträge fast ausschließlich von Mitarbeitern der Heidelberger Klinik stammen. Von besonderem Interesse ist sicherlich der Beitrag von Willy Mayer-Gross, der sich mit der Klinik der Schizophrenien befasst. Hier wird eingehend herausgearbeitet, wie die einzelnen psychopathologischen Symptome auseinander hervorgehen und miteinander in Beziehung stehen. Auf diese Weise versucht Mayer-Gross sich nicht mit einer *mosaikartigen Aufreihung* von Symptomen zu begnügen, sondern diese in eine Ordnung zu bringen. Vor allem auch auf die Methoden der verstehenden Psychopathologie im Sinne von Jaspers wird hier zurückgegriffen. So zeigt Mayer-Gross beispielsweise auf, wie am Beginn einer schizophrenen Psychose Symptome wie Denkstörungen, Aktivitätsminderung, Sinnestäuschungen und Affektstörungen an der Entwicklung eines Beziehungswahns beteiligt sein können. Ganz wesentlich ist auch das Kapitel über die *Stellungnahme zur Erkrankung*, das allein schon vom Titel her auf die *Allgemeine Psychopathologie* von Jaspers Bezug nimmt. Mayer-Gross versucht sechs verschiedene Arten der *Stellungnahme* bzw. der Krankheitsverarbeitung zu differenzieren: *Nachwirkungslosigkeit, Verzweiflung, »neues Leben«, Ausscheidung, Bekehrung und Einschmelzung* (Wilmanns 1932). Darüber hinaus wird auch der Versuch unternommen, eine Verlaufstypologie schizophrener Psychosen zu erarbeiten. Mit der politisch motivierten Entlassung von Karl Wilmanns als Direktor der Heidelberger Klinik im Jahre 1933 und der Emigration von Willy Mayer-Gross im Jahre 1934 ging die Blütezeit der Heidelberger Schule zunächst zu Ende.

Die Psychopathologie von Jaspers wurde aber auch von Kurt Schneider weitergeführt, der sich dessen Konzepten sehr verpflichtet fühlte (Bormuth et al. 2016). Schneider hat zwar nie mit Jaspers direkt zusammengearbeitet, sah sich aber doch immer als dessen Schüler an. Auch Schneider war am Ende seiner beruflichen Laufbahn schließlich an der Heidelberger Klinik als Direktor tätig.

3 Klinische Psychopathologie bei Kurt Schneider

3.1 Entstehung der Klinischen Psychopathologie

Kurt Schneider wurde 1887 im schwäbischen Crailsheim geboren. Er studierte sowohl Medizin als auch Philosophie und promovierte in beiden Fächern, in der Medizin bei Robert Gaupp (1870–1953) und in der Philosophie bei Max Scheler (1874–1928). Zunächst war er in der psychiatrischen Klinik in Köln unter der Leitung von Gustav Aschaffenburg (1866–1944) tätig. Ab 1931 leitete er die klinische Abteilung der Deutschen Forschungsanstalt für Psychiatrie am städtischen Krankenhaus München-Schwabing. Von 1946 bis zu seiner Emeritierung im Jahr 1953 hatte er dann den Lehrstuhl für Psychiatrie der Universität Heidelberg inne und leitete die dortige Klinik. Er starb 1967 in Heidelberg. Kurt Schneider sah sich selbst der Forschungsrichtung von Jaspers eng verbunden. So stand Schneider auch von 1921 bis 1955 mit Jaspers in einem regelmäßigen Briefkontakt (Bormuth et al. 2016).

Schneiders maßgebliches Werk mit dem Titel *Klinische Psychopathologie* wurde nicht in einem Stück geschrieben, sondern entstand vielmehr als eine Sammlung von bereits früher publizierten Einzelarbeiten. So geht beispielsweise das Kapitel *Psychopathische Persönlichkeiten* auf eine Monographie aus dem Jahr 1923 zurück (Schneider 1923). Erst mit der 1950 erschienenen 3. Auflage war die *Klinische Psychopathologie* vollständig und blieb bis auf wenige Änderungen bis heute in dieser Form erhalten. Sie stellt gleichsam das Resümee der Arbeiten von Schneider dar. Das Werk gewann sowohl auf nationaler als auch auf internationaler Ebene an Bedeutung. Im Weiteren kam es in kurzen Abständen zu Neuauflagen, es folgten Übersetzungen in neun verschiedene Sprachen. Die *Klinische Psychopathologie* ist ein knapp gehaltenes Werk, welches lediglich 81 Seiten umfasst (Schneider 2007). Seit der 13. Auflage erscheint das Buch mit einem Kommentar von Gerd Huber und Gisela Gross.

Schneider verfolgt vor allem das Ziel, die psychopathologische Methodenlehre von Jaspers in den klinischen Alltag einzuführen und sie auch zum Zwecke der psychiatrischen Diagnostik nutzbar zu machen. In diesem Sinne versuchte er auch, den Weg vom psychopathologischen Befund zur psychiatrischen Diagnose aufzuzeigen. Die *Klinische Psychopathologie* gliedert sich nicht wie bei Jaspers nach methodologischen, sondern eher nach klinisch-pragmatischen Gesichtspunkten. So stehen hier primär die verschiedenen Krankheitsbilder im Vordergrund.

3.2 Konzept eines empirischen Dualismus

Ähnlich wie vor ihm Jaspers orientiert sich auch Schneider am Prinzip eines *empirischen Dualismus*, ohne hierbei zu einer *metaphysischen Auslegung* des Leib-Seele-Problems Stellung zu nehmen (Schneider 2007). Für die Psychiatrie bedeutet dies, dass man sich auf der einen Seite auf körperliche und auf der anderen Seite auf rein psychopathologische Tatbestände stützen kann. Es gilt jedoch, diese beiden Ebenen sorgsam zu trennen. Unter expliziter Berufung auf Jaspers spricht sich Schneider bereits in einer frühen Arbeit von 1919 dafür aus, psychische Vorgänge nicht vorschnell auf organische Faktoren zurückzuführen: »*Seelisches will als solches studiert sein und verträgt keinen Vergleich mit dem Körperlichen*« (Schneider 1919, 161). Man könne seelische Gegebenheiten keinesfalls in hirnanatomische Gegebenheiten übersetzen. So sei kein einziger psychischer Vorgang bekannt, »*dem ein bestimmter Hirnvorgang als direkte Parallelerscheinung zugeordnet wäre*« (Schneider 1919, 161).

So trifft Schneider auch eine grundlegende Unterscheidung zwischen Gehirnkrankheiten mit psychischen Symptomen auf der einen und »*Abarten, Typen, Reaktionsweisen menschlichen Wesens*« auf der anderen Seite (Schneider 1919, 163). Der Schwerpunkt der Psychiatrie liegt, so Schneider, auf der zweiten Gruppe, obwohl es sich hier nicht um »*Krankheitsprozesse im Sinne der Medizin*« handelt (Schneider 1919, 163). In diesem Sinne erfolgt auch die Unterscheidung zwischen *symptomatischer Psychiatrie* und *reiner Psychiatrie*. Im Bereich der »reinen Psychiatrie« gibt es für Schneider keine medizinischen Krankheitseinheiten. Die Aufgabe besteht eher darin »*Formen zu beschreiben, zu analysieren, zu verstehen, zu behandeln*« (Schneider 1919, 163). Die entscheidende Frage lautet: Wo ist die Grenze zwischen »reiner« und »symptomatischer« Psychiatrie zu ziehen? Schneider muss hier eingestehen, dass diese Frage letztlich nicht beantwortet werden kann.

3.3 Systematik der Klinischen Psychopathologie

Die von Schneider getroffene Differenzierung zwischen *reiner* und *symptomatischer* Psychiatrie in der Arbeit von 1919 findet sich dann auch in seinem Hauptwerk, der *Klinischen Psychopathologie*, an prominenter Stelle wieder (Schneider 2007). Er entwirft zunächst eine klinisch-psychopathologische Systematik, die zwischen *abnormen Spielarten seelischen Wesens* und *Folgen von Krankheiten* unterscheidet (► **Tab. 3.1**). Nur im Bereich der Krankheiten gibt es für Schneider sowohl eine *somatologische bzw. ätiologische* als auch eine *symptomatologische* bzw. *psychologisch*) Ordnung. Die Diagnostik verläuft bei den Krankheiten im Gegensatz zu den abnormen Spielarten also *zweispurig*, wobei sich Schneider für eine klare Trennung von beiden Ebenen im Sinne eines *empirischen Dualismus* ausspricht. Weiterhin wird zwischen Krankheiten mit einem fassbaren organischen

Korrelat und Krankheiten ohne ein solches Korrelat unterschieden, weshalb man bei Schneider auch von einem triadischen System sprechen kann.

Tab. 3.1: Systematik der Klinischen Psychopathologie

abnorme Spielarten seelischen Wesens	
• abnorme Verstandesanlagen • abnorme Erlebnisreaktionen • abnorme Persönlichkeiten	
Folgen von Krankheiten	
somatologische Ordnung	**symptomatologische Ordnung**
• Intoxikationen • Paralyse • andere Infektionen • andere interne Krankheiten • Hirnmissbildungen • Hirnverletzungen • Hirnarteriosklerose • senile Hirnkrankheiten • andere Hirnkrankheiten • genuine Epilepsie	• Bewusstseinstrübung • Persönlichkeitsabbau und Demenz
? (unbekannte Faktoren) ? (unbekannte Faktoren)	• Zyklothymie • Schizophrenie

Unter Berufung auf Karl Bonhoeffer (1868–1948) macht Kurt Schneider deutlich, dass eine Vielzahl von unterschiedlichen ätiologischen Faktoren zu ähnlichen psychopathologischen Syndromen führen kann. Dies bedeutet eine klare Absage an das Krankheitsmodell Kraepelins (Kraepelin 1899), worin Schneider den Anschauungen von Jaspers (Jaspers 1913) folgt. Dennoch finden sich auch in der *Klinischen Psychiatrie* mit der *Schizophrenie* und der *Zyklothymie* die traditionellen, auf Kraepelin zurückgehenden, Krankheitsentitäten wieder. Diesen beiden Begriffen der symptomatologischen Ebene stellt er auf der somatologischen Ebene jeweils ein Fragezeichen gegenüber.

Krankheitsbegriff bei Kurt Schneider

Der Begriff der »Krankheit« ist für Schneider mit dem Vorliegen von körperlichen Veränderungen verbunden: »*Der Krankheitsbegriff ist für uns gerade in der Psychiatrie ein streng medizinischer. Krankheit selbst gibt es nur im Leiblichen, und krankhaft heißen wir seelisch Abnormes dann, wenn es auf krankhafte Organprozesse zurückzuführen ist*« (Schneider 2007, 3 f). So erfolgt die Differenzierung zwischen *Krankheiten* und *abnormen Spielarten seelischen Wesens* aufgrund der Frage, ob der Symptomatik ein organisches Korrelat zugrunde liegt. Den Begriff der »Psychose« setzt Schneider im Wesentlichen mit dem Begriff der »Krankheit«

gleich. Von einer *Psychose* kann man also dann sprechen, wenn psychische Symptome in Folge einer Krankheit oder einer Missbildung auftreten, d. h. wenn die Symptomatik auf eine körperliche Veränderung zurückzuführen ist. Der Schweregrad der Symptomatik spielt hingegen keine Rolle: »*Dann wäre also eine noch so starke abnorme Erlebnisreaktion keine Psychose, dagegen selbst die leichteste seelische Veränderung infolge einer Kopfverletzung und die mildeste zyklothyme Depression*« (Schneider 2007, 2).

Schneider bestreitet jedoch nicht, dass die Symptome bei den abnormen Spielarten seelischen Wesens unter Umständen auch mit irgendwelchen parallel laufenden körperlichen Vorgängen verbunden sind. Diese Vorgänge sind für ihn jedoch lediglich als *morphologische oder funktionelle Variationen* aufzufassen, welche sich grundsätzlich nicht von den Vorgängen unterscheiden, die dem normalen Seelenleben zugrunde liegen.

Somatosepostulat der endogenen Psychosen

Mit der Definition des Psychosebegriffs stößt Schneider jedoch auf ein Problem. Für die Zyklothymie und Schizophrenie, die von ihm zu den Psychosen und somit zu den Krankheiten gezählt werden, können keine konsistenten organischen Veränderungen nachgewiesen werden. Daher erfüllen weder Zyklothymie noch Schizophrenie die Kriterien für eine Krankheit bzw. für eine Psychose. Schneider versucht den Widerspruch dadurch zu lösen, indem er für Zyklothymie und Schizophrenie eine organische Grundlage postuliert: »*Die der Zyklothymie und Schizophrenie zugrunde liegenden Krankheitsvorgänge kennen wir nicht. Dass ihnen aber Krankheiten zugrunde liegen, ist ein sehr gut geschütztes Postulat, eine sehr gut begründete Hypothese*« (Schneider 2007, 4).

Die Hypothese einer solchen zugrunde liegenden somatischen Veränderung wird zum einen mit der teilweise hohen erblichen Belastung, der Bindung an Generationsvorgänge und der Wirksamkeit der somatischen Therapieverfahren begründet. Ganz entscheidend ist jedoch für Schneider ein weiteres Argument: So treten bei der Zyklothymie und bei der Schizophrenie Symptome auf, die keine normalpsychologische Entsprechung haben. Schneider spricht hier von Symptomen, welche die »*Geschlossenheit, die Sinngesetzlichkeit, die Sinnkontinuität der Lebensentwicklung*« zerreißen (Schneider 2007, 4). Er schließt also von der psychopathologischen Symptomatik auf das Vorliegen eines organischen Korrelates.

Mit dem »Zerreißen der Sinngesetzlichkeit« scheint Schneider letztlich die nicht einfühlbaren psychischen Phänomene zu meinen. Er bediente sich an dieser Stelle also der von Jaspers entwickelten Methode der verstehenden Psychopathologie. Von diesem wurde die Unterscheidung zwischen einfühlbaren und nicht einfühlbaren Seelenleben dazu verwendet, um zwischen Prozess und Entwicklung zu differenzieren (Jaspers 1913). Das Somatosepostulat von Schneider erinnert natürlich auf den ersten Blick an die Anschauungen Kraepelins. Dieser ging von psychiatrischen Krankheitseinheiten aus, welche sich durch gleiche Ätiologie, Neuropathologie und klinische Symptomatik auszeichnen (Kraepelin 1899). Dieses Krankheitsmodell, das bereits Jaspers scharf kritisierte, wird jedoch auch von Schneider nicht übernommen. Zyklothymie und Schizophrenie stellen für ihn zwar Folgen von einer oder auch mehreren postulierten organischen Krankheiten dar, jedoch keine fest umschriebenen Krankheitseinheiten im Sinne Kraepelins. Schneider sieht Zyklothymie und Schizophrenie vielmehr als psychopathologische Konventionen an, denen auf der somatologischen Ebene unbekannte Krankheiten gegenüberstehen.

3.4 Entwurf einer Typologie psychopathischer Persönlichkeiten

Die Ausführungen zu den psychopathischen Persönlichkeiten gehören zu den bekanntesten Teilen der *Klinischen Psychopathologie.* Zunächst versucht Schneider den Begriff der psychopathischen Persönlichkeiten zu definieren. Dabei spielen die Begriffe der *Durchschnittsnorm* und der *Wertenorm* eine wichtige Rolle. Dies erinnert an die Ausführungen zu Gesundheit und Krankheit, die sich bei Jaspers in den späteren Auflagen der *Allgemeinen Psychopathologie* finden (Jaspers 1946).

Im ersten Schritt versucht Schneider zunächst den Begriff der *abnormen Persönlichkeiten* näher einzugrenzen. Diese versteht er als *»Abweichungen von einer uns vorschwebenden Durchschnittsbreite von Persönlichkeiten«* (Schneider 2007, 9). Im zweiten Schritt kommt er zur eigentlichen Definition der *psychopathischen Persönlichkeiten.* An dieser Stelle wird neben der Durchschnittsnorm auch die Wertenorm einbezogen: *»Aus den abnormen Persönlichkeiten schneiden wir als psychopathische Persönlichkeiten diejenigen heraus, die an ihrer Abnormität leiden oder unter deren Abnormität die Gesellschaft leidet«* (Schneider 2007, 9). So lassen sich die beiden Komponenten der Definition folgendermaßen zusammenfassen:

- Abweichung von der Durchschnittsnorm
- Verursachungen vom Leiden (für die Person selbst oder für die Umwelt)

Die abnormen und psychopathischen Persönlichkeiten sieht Schneider nicht als Krankheiten, sondern als *angelegte Variationen* an. Für die Anlage spielen für ihn nicht nur genetische, sondern auch exogene intrauterine und frühkindliche Faktoren eine Rolle. Schneider bemüht sich nun darum, eine Typologie von psychopathischen Persönlichkeiten aufzustellen (► **Tab. 3.2**) Hierbei spricht er explizit von einer *unsystematischen Typenlehre*. Kombinationen zwischen den verschieden Typen werden von ihm nicht nur als möglich, sondern sogar als häufig angesehen. Er weist ausdrücklich darauf hin, dass es sich bei der von ihm aufgestellten Typologie nicht um Diagnosen im medizinischen Sinne handelt. Dies hält er nämlich nur bei Krankheiten mit einem fassbaren organischen Korrelat für möglich: *»Menschen, Persönlichkeiten kann man nicht diagnostisch etikettieren wie Krankheiten und seelische Folgen von Krankheiten«* (Schneider 2007, 15). Man kann nur, so Schneider, gewisse Eigenschaften aufzeigen und herausheben, wobei man sich immer auf bestimmte Gesichtspunkte beschränken muss.

Tab. 3.2: Typologie der psychopathischen Persönlichkeiten

Typus	Psychopathologische Charakteristika
hyperthymisch	fröhliche Grundstimmung, lebhaftes Temperament, ausgeprägte Aktivität, ausgeprägte Hilfsbereitschaft, Tüchtigkeit, Leistungsfähigkeit, Mangel an Zuverlässigkeit, Gründlichkeit und Vorsicht, Distanzlosigkeit und Ungezwungenheit
depressiv	gedrückte Stimmung, pessimistische bzw. skeptische Lebensbetrachtung, ständige Lebens- und Weltangst, Mangel an Zuversicht und Vertrauen, Grübelneigung
selbstunsicher	innere Unsicherheit, mangelndes Selbstvertrauen, Schüchternheit, Insuffizienzgefühle
fanatisch	Auftreten von überwertigen Gedankenkomplexen, deutlich ausgeprägtes Misstrauen
geltungsbedürftig	Eitelkeit, Streben nach Aufmerksamkeit, selbstgefälliges Renommieren
stimmungslabil	unvermutet auftretende reizbar-depressive Launen, Verstimmungszustände, Weglauftendenz, Trinkexzesse
explosibel	Erregbarkeit, Reizbarkeit, Jähzorn
gemütlos	Fehlen von Mitleid, Scham, Ehrgefühl, Reue und Gewissen
willenlos	fehlender Widerstand gegen äußere Einflüsse
asthenisch	Gefühl der Unzulänglichkeit, Entfremdungserlebnisse, körperliches Unbehagen

3.5 Konzept der abnormen Erlebnisreaktionen

Ähnlich wie die psychopathischen Persönlichkeiten rechnet Schneider auch die abnormen Erlebnisreaktionen nicht zu den Krankheiten, sondern zu den abnormen Spielarten des seelischen Wesens. Unter einer abnormen Erlebnisreaktion versteht er die *»sinnvoll motivierte gefühlsmäßige Antwort auf ein Erlebnis«* (Schneider 2007, 19). Unter expliziter Bezugnahme auf Jaspers führt Schneider drei Charakteristika der abnormen Erlebnisreaktionen an:

- Der reaktive Zustand wäre nicht ohne das verursachende Erlebnis aufgetreten.
- Der Inhalt bzw. das Thema des Erlebnisses steht in einem verständlichen Zusammenhang mit der Ursache.
- Der Zustand ist in seinem zeitlichen Verlauf abhängig von der Ursache, insbesondere hört er auf, wenn die Ursache weg ist.

Am wichtigsten ist für Schneider das erste Kriterium, das letztlich das Wesen der abnormen Erlebnisreaktion ausmacht. Weniger streng gelten für ihn die beiden anderen Kriterien. Abnorme Erlebnisreaktionen zeichnen sich auch dadurch aus, dass sie vom Durchschnitt normaler Erlebnisreaktionen hinsichtlich ihrer Stärke abweichen. Hier gibt es fließende Übergänge, ähnlich wie dies für die normalen und psychopathischen Persönlichkeiten zutrifft. In Zusammenhang mit den abnormen Erlebnisreaktionen führt Schneider die Begriffe *Erlebnisuntergrund* und *Erlebnishintergrund* ein.

- Unter dem *Erlebnisuntergrund* versteht er die *Stimmungsschwankungen des normalen und psychopathischen Lebens*. So können Tageszeit, Wetter, körperliches Befinden, Schlaf und Genussmittel das Erleben beeinflussen. Der Erlebnisuntergrund kann sich auch ohne ersichtlichen Grund ändern. Schneider spricht hier von einem *Grenzbegriff*, welcher dem Erleben nicht zugänglich ist.
- Hiervon wird der *erlebte Hintergrund* abgegrenzt, das sich beispielsweise auf vorangegangene Erlebnisse bezieht oder auch eine körperliche Ursache haben kann. Wesentlich ist hierbei, »*dass etwas Erlebtes […] ein anderes Erlebnis beeinflusst*« (Schneider 2007, 20).

Schneider bemüht sich nun, die abnormen Erlebnisreaktionen einzuteilen (► Tab. 3.3). Zunächst wird zwischen Reaktionen auf *äußere Erlebnisse* und *inneren Konfliktreaktionen* unterschieden. Erstere werden eher als *übercharakterlich* angesehen, während letztere fest mit bestimmten Persönlichkeiten verbunden sind, nämlich den sensitiven und selbstunsicheren Persönlichkeiten. Im Weiteren differenziert Schneider auch nach den bei den Reaktionen auftretenden Leitgefühlen. Die *Traurigkeit* in Form von *reaktiven Depressionszuständen* steht hier mit Abstand im Vordergrund, wie Schneider mit Hilfe von Zahlen seiner eigenen Abteilung belegt. Deutlich seltener sind demgegenüber Schreck- und Angstreaktionen.

Tab. 3.3: Einteilung abnormer Erlebnisreaktionen

Einteilung nach den Ursachen
• äußere Erlebnisse • innere Konfliktreaktionen
Einteilung nach den Leitgefühlen
• Traurigkeit • Schreck • Angst

Eine scharfe Trennung gibt es für Schneider zwischen abnormen Erlebnisreaktionen und Psychosen. Dies trifft auch für die *paranoiden Reaktionen* zu, bei denen das Leitgefühl der Angst im Vordergrund steht. Schneider gibt ein sehr eindrucksvolles Beispiel:

»Ein 24 jähriger kräftiger unbescholtener Niederbayer, der aus einem ganz kleinen Dorf stammt und noch nie in einer größeren Stadt war, kommt nach Köln, um seine Braut zu besuchen. Schon bald nach der Ankunft glaubt er sich von den Menschen angesehen und abends im Obdachlosenasyl von Schlafgenossen auch bedroht. In größter Angst rennt er durch die Stadt, um schließlich vor den vermeintlichen Verfolgern in den Garten einer Villa zu fliehen. Er wird entdeckt und vom Überfallkommando als Einbrecher verhaftet. Bald beginnt ein wütender Kampf gegen die Beamten der Wache und des Polizeigefängnisses, in dem er verkleidete Leute aus dem Asyl zu sehen glaubt. Er verwundet im ganzen sieben Beamten nicht unerheblich. Er hört in der Zelle auch reden: seine Eltern seien umgebracht und auch er müsse sterben. Nach zwei Tagen beruhigt er sich und bald ist er völlig einsichtig und erklärt sich alles selbst aus seiner Angst. Die Erinnerung an die zwei Tage ist nicht ganz lückenlos. Eine nach zwei Jahren erhobene Katamnese ergab, dass er inzwischen nicht mehr aufgefallen war« (Schneider 2007, 27).

Obwohl es sich hier um eine doch recht dramatisch anmutende Symptomatik handelt, lassen sich alle Symptome und Verhaltensweisen, einschließlich der Verwundung von sieben Polizeibeamten, psychopathologisch verständlich aus der Situation heraus ableiten. Somit handelt es sich hier um keine Krankheit, sondern lediglich um eine abnorme Erlebnisreaktion.

3.6 Körperlich begründbare Psychosen

In einem weiteren Abschnitt befasst sich Schneider mit den *körperlich begründbaren Psychosen*. Dieser Begriff wird von ihm gewählt, um eine Abgrenzung von den endogenen Psychosen zu erreichen, die er ebenfalls als krankhaft und somit als organisch bedingt ansieht. So hängt der Umstand, ob man eine Psychose als »körperlich begründbar« einordnet, auch immer vom aktuellen Wissensstand ab. Schneider bemüht sich zunächst darum, Kriterien für die Annahme einer körperlich begründbaren Psychose herauszuarbeiten:

- belangvolle körperliche Befunde
- evidenter zeitlicher Zusammenhang zwischen körperlichem Befund und der Psychose
- gewisse Parallelität der Verläufe von körperlichen Befund und Psychose
- typische psychopathologische Symptomatik (»exogene« bzw. »organische« Bilder)

Am wenigsten streng sieht er hierbei das Kriterium der typischen psychopathologischen Symptomatik an. Auch wenn die Symptomatik oft charakteristisch für eine fassbare organische Grundlage ist, gibt es zumeist keine besondere Spezifität für eine bestimmte Ätiopathogenese. An diese Stelle bezieht sich Schneider wieder auf Karl Bonhoeffer. Im Weiteren unterscheidet er zwischen *obligaten* und *fakultativen* Symptomen. An obligaten Symptomen werden *Bewusstseinstrübung*, *Persönlichkeitsabbau* und *Demenz* aufgezählt.

Im Weiteren führt Schneider nun einzelne Formen der körperlich begründbaren Psychosen auf, wobei er zwischen akuten und chronischen Krankheiten unterscheidet. Das obligate Symptom der akuten Krankheiten stellt die Bewusstseinstrübung dar. Sollte diese auftreten, ist immer an eine körperlich begründbare Ursache zu denken. Darüber hinaus kann es in leichteren Fällen lediglich zu einer »*bloßen Zuspitzung von Zügen der Persönlichkeit*« kommen (Schneider 2007, 38). Als Beispiel führt er den Alkoholrausch an. Aber auch bei den chronischen Krankheiten kann es zunächst zu einer Zuspitzung von Persönlichkeitszügen kommen. Ein obligates Symptom stellt hier jedoch der Persönlichkeitsabbau dar, wobei Schneider drei verschiedene Typen unterscheidet (► **Tab. 3.4**). Bei ausgeprägten Schädigungen kommt es schließlich zur Demenz.

Tab. 3.4: Typologie des Persönlichkeitsabbaus (modifiziert nach Lang et al. 2015)

Typus	**Psychopathologische Charakteristika**
Gruppe 1	euphorisch, geschwätzig, umständlich, aufdringlich, hypersozial, beflissen
Gruppe 2	apathisch, antriebsarm, langsam, schwerfällig
Gruppe 3	launisch, reizbar, mürrisch, explosibel, unbeherrscht, gewalttätig

3.7 Differenzialtypologie zwischen Schizophrenie und Zyklothymie

Das mit Abstand längste Kapitel der *Klinischen Psychopathologie* befasst sich mit der Schizophrenie und der Zyklothymie. Im Mittelpunkt steht die Frage, wie man aufgrund des psychopathologischen Befundes zur Diagnose kommen kann. Es handelt sich für Schneider nicht lediglich um ein »*Addieren und Kombinieren objektiv fassbarer und zeigbarer Symptome*«, sondern vielmehr um die »*Beurteilung von Aussagen, und die Verwertung des Verhaltens und Benehmens des Untersuchten und der Eindrücke des Untersuchers*« (Schneider 2007, 43). Eine klare Diagnose bzw. Differenzialdiagnose kann es für Schneider nur auf der somatologischen bzw. der ätiologischen Ebene geben. So haben körperliche Befunde auch immer einen diagnostischen Vorrang. Die Psychiatrie als medizinische Wissenschaft sollte danach streben, zu organischen Befunden zu kommen. Auf der psychopathologischen Ebene ist für Schneider hingegen nur eine Typologie möglich, wie sie beispielsweise auch für den Bereich der psychopathischen Persönlichkeiten entwickelt wurde.

Schizophrenie und Zyklothymie werden als Krankheiten angesehen, was für Schneider immer mit einem somatischen Korrelat verbunden ist. Das Ziel, dieses zu finden, wird jedoch in eine ferne Zukunft verlagert:

> »*Das Ziel der somatologischen Vollendung der Psychosen liegt in unabsehbarer Ferne. Die häufigen Diagnosen Zyklothymie und Schizophrenie werden heute noch rein psychopa-*

thologisch gestellt, sind reine psychologischen Tatbestände und darum im Grunde keine Diagnosen im medizinischen Sinne« (Schneider 2007, 43).

Zur psychopathologischen Unterscheidung von Zyklothymie und Schizophrenie führt Schneider den Begriff der *Differenzialtypologie* ein. Es geht ihm darum, klare begriffliche Konventionen für psychopathologische *Zustands-Verlaufs-Gebilde* wie Zyklothymie und Schizophrenie bereitzustellen, um sich über die betroffenen Patienten verständigen zu können.

Herausarbeitung von charakteristischen Symptomen

Zunächst bemüht sich Schneider darum, charakteristische Symptome der Zyklothymie und der Schizophrenie herauszuarbeiten (► **Tab. 3.5**). Bei Betrachtung der charakteristischen Symptome fällt auf, dass es sich häufig um Phänomene handelt, die nur dem subjektiven Erleben des Patienten zugänglich sind. Um diese zu erfassen, muss vor allem auf die Methode des statischen Verstehens im Sinne von Jaspers zurückgegriffen werden (Jaspers 1913). Aber auch das genetische Verstehen im Sinne von Jaspers spielt bei Schneider eine Rolle. So kann nur dann von einer Wahnwahrnehmung gesprochen werden, *»wenn wirklichen Wahrnehmungen ohne verstandesmäßig (rational) oder gefühlsmäßig (emotional) verständlichen Anlass eine abnorme Bedeutung, meist in Richtung einer Eigenbeziehung, beigelegt wird«* (Schneider 2007, 50). Deshalb muss vom Untersucher mit Hilfe der Methode des genetischen Verstehens immer geprüft werden, ob die abnorme Bedeutungssetzung nicht einen rational oder emotional verständlichen Anlass hat. Schließlich weist Schneider noch darauf hin, dass der Bewertung des Ausdrucks eine besondere Bedeutung zukommt: *»Alle Inhalte (Sinnestäuschungen, Wahn) kann man verschweigen und ableugnen, den schizophrenen Ausdruck kann man nicht verbergen«* (Schneider 2007, 60).

Tab. 3.5: Wichtige Symptome für die Differenzialtypologie zwischen Schizophrenie und Zyklothymie

Symptombereiche	zugehörige Symptome
Empfinden und Wahrnehmen	Sinnestäuschungen in Form von Stimmenhören (insbesondere Gedankenlautwerden, dialogisierende und kommentierende Stimmen), leibliche Beeinflussungserlebnisse
Vorstellen und Denken	Denkhemmung, flüchtiges Denken, zerfahrenes Denken, Gedankenentzug, Gedankeneingebung, Wahnwahrnehmungen, Personenverkennung, Wahneinfälle, Zwangsdenken, Zwangshandlungen
Fühlen und Werten	depressive Verstimmung, manische Verstimmung, Inadäquatheit des Gefühls
Streben und Wollen	Willensbeeinflussung
Icherleben	Störungen der Meinhaftigkeit, Entfremdungserlebnisse

Symptome 1. und 2. Ranges

In einem weiteren Schritt stellt Schneider eine Liste von Symptomen auf, denen bei der Schizophreniediagnose eine besondere Bedeutung zukommt. Diese werden von ihm auch Symptome 1. Ranges genannt. Von geringeren diagnostischen Wert sind demgegenüber die Symptome 2. Ranges. In beiden Fällen (▸ **Tab. 3.6**) handelt es sich um *erfasste Erlebnisweisen*, die für Schneider einen klaren Vorrang gegenüber Symptomen eines *abnormen Ausdrucks* haben. Das entscheidende Gewicht haben die Symptome 1. Ranges: »*Wo derartige Erlebnisweisen einwandfrei Vorliegen und keine körperliche Grundkrankheiten zu finden sind, sprechen wir klinisch in aller Bescheidenheit von Schizophrenie*« (Schneider 2007, 62). An dieser Stelle wird deutlich, dass für Schneider die Schizophreniediagnose nicht mehr, aber auch nicht weniger als eine begriffliche Konvention ist. Es wird keine Aussage darüber getroffen, was eine Schizophrenie ist, sondern lediglich darüber, wie man zu einer diagnostischen oder vielmehr typlogischen Zuordnung kommen kann.

Tab. 3.6: Symptome 1. und 2. Ranges

Symptome 1. Ranges

- Gedankenlautwerden
- Hören von Stimmen in Form von Rede und Gegenrede
- Hören von Stimmen, die das eigene Tun mit Bemerkungen begleiten
- leibliche Beeinflussungserlebnisse
- Gedankenentzug und andere Gedankenbeeinflussung
- Gedankenausbreitung
- Wahnwahrnehmung
- Alles von anderen Gemachte und Beeinflusste auf dem Gebiet des Fühlens, Strebens (der Triebe) und des Wollens

Symptome 2. Ranges

- übrige Sinnestäuschungen
- Wahneinfall
- Ratlosigkeit
- depressive und frohe Verstimmungen
- erlebte Gefühlsverarmung
- und andere

Es stellt sich nun die Frage, was den Symptomen 1. Ranges zugrunde liegt. Hier räumt Schneider ein, dass es sich um eine eher unsystematische Auswahl von Symptomen handelt, für die es keine gemeinsame Struktur gibt. So dienen die Symptome 1. Ranges nicht dazu, charakteristische psychopathologische Zusammenhänge für die Schizophrenie herauszuarbeiten. Einige Symptome 1. Ranges, nämlich die Ich-Störungen, können allerdings unter dem Gesichtspunkt der *Durchlässigkeit* der *Ich-Umwelt-Schranke* zusammengefasst werden (Schneider 2007). Hier zeigt sich ein Bezug zu den *unverständlichen* und *uneinfühlbaren* Erlebnisweisen im Sinne von Jaspers (Jaspers 1913).

Wenn Symptome 1. Ranges vorliegen und eine körperliche Grunderkrankung ausgeschlossen ist, kann vereinbarungsgemäß von einer Schizophrenie gesprochen werden. Schneider weist jedoch darauf hin, dass man sich nicht immer auf Symptome 1. Ranges stützen kann, sondern oftmals die Schizophreniediagnose aufgrund von Symptomen 2. Ranges oder gar von Ausdruckssymptomen stellen muss. Im Gegensatz zur Schizophrenie lassen sich für die Zyklothymie keine solchen diagnostisch entscheidenden Symptome angeben. Am ehesten trifft dies, so Schneider, noch für den *vitalen Charakter der Verstimmung* zu. Schließlich setzt sich Schneider noch mit der *Wahl des Wahnthemas* bei zyklothymen Depressionen auseinander, wobei er drei Themen im Vordergrund sieht:

- Versündigungswahn
- hypochondrischer Wahn
- Verarmungswahn

Diese Wahnformen sind für Schneider nicht als unmittelbare Symptome der Psychose aufzufassen, sondern stellen für ihn eine Art von präformierten *Urängste des Lebens* dar, die durch die Depression bloß *aufgedeckt* werden: »*Die Angst um die Seele, um den Leib und die Notdurft des Lebens sind die Ängste des Menschen*« (Schneider 2007, 66).

Verlaufsaspekte spielen in der Differenzialtypologie Schneiders keine Rolle: »*Die psychiatrische Diagnose gründet sich für uns grundsätzlich auf die Zustandsbilder und nicht auf den Verlauf*« (Schneider 2007, 45). So finden sich auch bei den psychopathologischen Beschreibungen fast nur Querschnittbetrachtungen. Schneider spricht zwar in Hinblick auf Zyklothymie und Schizophrenie von *Zustands-Verlaufs-Gebilde*. Er bemüht sich aber nicht darum, Verlaufscharakteristika näher herauszuarbeiten. So ist die Schizophrenie keinesfalls immer mit einem ungünstigen Verlauf verbunden. Im diesen Sinne kommt auch den Symptomen 1. Ranges keine prognostische Relevanz zu.

3.8 Überlegungen zur Psychopathologie der Triebe und Gefühle

Im Anhang der *Klinischen Psychopathologie* befasst sich Schneider noch mit den Trieben und Gefühlen. Die hier angestellten Überlegungen gehen ganz wesentlich auf eine bereits 1920 erschienene Arbeit zurück, in der sich Schneider unter expliziter Bezugnahme auf seinen philosophischen Doktorvater Max Scheler (1874–1928) mit der *Schichtung des emotionalen Lebens* auseinandersetzt (Schneider 1920). Schneider zählt zunächst die vier unterschiedlichen »Stufen« bzw. »Schichten« der Gefühle auf:

- sinnliche Gefühle
- Leibgefühle und Lebensgefühle

- rein seelische Gefühle
- geistige Gefühle

Im Weiteren wird von Schneider dann versucht, die Gedanken von Scheler auf das Krankheitsbild der Depression anzuwenden. So zeichnen sich für Schneider die endogenen Depressionen primär durch eine Störung der Leibgefühle bzw. der Vitalgefühle aus. Die reaktiven Depressionen sind demgegenüber primär durch eine Störung der seelischen Gefühle charakterisiert. Diese hier bereits angedeutete Differenzierung von depressiven Verstimmungen wird in der *Klinischen Psychopathologie* dann weiter ausgebaut, wobei die Konzepte der *Untergrunddepression* und der *Hintergrunddepression* eingeführt werden (Schneider 2007). Die regelhaft auftretenden normalpsychologischen Schwankungen der seelischen Gefühle werden von Schneider als *Erlebnisuntergrund* bezeichnet. Hiervon ist der *Erlebnishintergrund* abzugrenzen, welcher sich auf erlebte Ereignisse bezieht und somit im Gegensatz zum Untergrund der subjektiven Reflexion zugänglich ist (► **Kap. 3.5**). So lassen sich schließlich vier verschiedene Arten von depressiven Verstimmungszuständen unterscheiden (► **Tab. 3.7**).

Tab. 3.7: Differenzierung von depressiven Verstimmungen (modifiziert nach Jäger et al. 2013)

Verstimmungszustände	Psychopathologische Charakteristika
reaktive Verstimmung	Verstimmung über etwas
Hintergrunddepression	reaktive Verstimmung vor dem Hintergrund von seelischen Spannungen oder körperlichen Missempfindungen mit zumeist deutlicher Reizbarkeit
Untergrunddepression	freistehendes Auftreten von seelischen depressiven Gefühlen und Stimmungsschwankungen
Verstimmung bei Zyklothymien	vitale Verstimmung mit Lokalisation in Kopf, Brust oder Magengegend

Schließlich bemüht sich Schneider noch darum, die verschiedenen Arten der seelischen Gefühle aufzuzeigen. Hierbei unterscheidet er zunächst zwischen *Zustandsgefühlen* und *Wertgefühlen*. Letztere können noch einmal in *Selbstwertgefühle* und *Fremdwertgefühle* unterteilt werden. Bei allen Gefühlen lassen sich *positive* und *negative* Richtungen unterscheiden. Bei den Zustandsgefühlen kann zwischen *angenehmen* und *unangenehmen* Gefühlen, bei den Wertgefühlen zwischen *bejahenden* und *verneinenden* Gefühlen unterschieden werden (► **Tab. 3.8**).

Tab. 3.8: Überblick über die seelischen Gefühle

Art der Gefühle	Positive Richtung	Negative Richtung
Zustandsgefühle	**angenehme Gefühle:** Freude, Behagen, Leichtigkeit, Beglücktheit, Jubel, Ruhe, Zufriedenheit, Zuversicht	**unangenehme Gefühle:** Traurigkeit, Sorge, Angst, Furcht, Unbehagen, Unheimlichkeit, Verzagtheit, Heimweh, Verzweiflung, Grauen, Schreck, Ärger, Zorn, Wut, Neid, Eifersucht, Langeweile
Selbstwertgefühle	**bejahende Gefühle:** Kraft, Stolz, Eitelkeit, Selbstgefühl, Überlegenheit, Trotz	**verneinende Gefühle:** Beschämtheit, Schuldgefühl, Reue
Fremdwertgefühle	**bejahende Gefühle:** Liebe, Zuneigung, Vertrauen, Mitleid, Achtung, Interesse, Billigung, Dankbarkeit, Ehrfurcht, Bewunderung	**verneinende Gefühle:** Hass, Abneigung, Misstrauen, Verachtung, Feindseligkeit, Spott, Missfallen, Entrüstung

Für die seelischen Gefühle im Allgemeinen führt Schneider den Begriff der *Gemütsbewegungen* ein. Starke und plötzlich auftretende seelische Gefühle, die oft mit körperlichen Begleiterscheinungen verbunden sind, werden von ihm als *Affekte* bezeichnet. Unter dem Begriff der *Stimmung* versteht Schneider hingegen einen *»Gefühlszustand von längerer Dauer und nicht stets reaktiver Art«* (Schneider 2007, 71).

Im Weiteren befasst er sich mit der Frage, wie man zwischen Gefühlen und Trieben unterscheiden kann und stellt zunächst fest, dass eine scharfe Unterscheidung weder in Hinblick auf die Leibefühle noch bezüglich der seelischen Gefühle möglich ist. Gefühle beziehen sich eher auf ein *Seiendes*, Triebe hingegen auf ein *Seinsollendes*. Schneider differenziert hierbei zwischen leiblichen und seelischen Trieben:

- Als Beispiele für die *leiblichen Triebe* werden zunächst Nahrungstrieb und Sexualtrieb genannt. Aber auch die Triebe, sich zu bewegen oder zu schlafen, gehören für Schneider zu den leiblichen Trieben. Kommt es hier zu Störungen, so können Symptome wie Heißhunger oder *motorische Drangzustände* entstehen.
- Als Beispiele für *seelische Triebe* wird das Streben nach Erhöhung des Selbstwertes angeführt: *»Streben nach Macht, Geltung, Einfluss, Ehre, Reichtum, Erfolg, Schönheit, aber auch nach Pflichterfüllung, Demut, Reinheit, Heiligkeit«* (Schneider 2007, 76). Abnormitäten der seelischen Triebe liegen einerseits bei Menschen mit einem stark erhöhten Geltungsbedürfnis oder andererseits bei den *selbstunsicheren Gewissensmenschen* vor.

3.9 Verhältnis zur Psychopathologie von Karl Jaspers

Subjektive Psychopathologie und Symptome 1. Ranges

Schneider gilt als einer der Psychiater, der den Konzepten der *Allgemeinen Psychopathologie* von Jaspers am nächsten steht. So kann die *Klinische Psychopathologie* auch als Versuch angesehen werden, die grundlegenden Gedanken von Jaspers in die klinische Praxis umzusetzen. Deutlich wird dies insbesondere im Kapitel *Zyklothymie und Schizophrenie*. So handelt es sich speziell bei den für Schneider so wichtigen Symptome 1. Ranges ausnahmslos um subjektive Phänomene, die nur den Methoden der verstehenden Psychopathologie im Sinne von Jaspers zugänglich sind. Hier kommt vor allem die Methode zum Einsatz, die von Jaspers als statisches Verstehen bzw. Phänomenologie bezeichnet wird. Darüber hinaus greift Schneider aber auch auf das genetische Verstehen zurück, um beispielsweise zwischen Wahnwahrnehmungen und paranoiden Reaktionen zu unterscheiden. Unter expliziter Bezugnahme auf Jaspers kann man laut Schneider nur dann von Wahnwahrnehmungen sprechen, wenn die hiermit verbundene abnorme Bedeutungssetzung der Wahrnehmung nicht aus einem rational oder emotional verständlichen Anlass abgeleitet werden kann. Als Beispiele für solch emotionale Momente werden Angst, Misstrauen und Argwohn aufgeführt: »*so, wenn jemand, der in Angst lebt, verhaftet zu werden, hinter jedem Mann, der die Treppe rauf kommt, einen Kriminalbeamten wittert*« (Schneider 2007, 51).

Ein Teil der Symptome 1. Ranges leitet sich direkt von den Symptomen des nichteinfühlbaren Seelenlebens im Sinne von Jaspers ab. Schneider muss jedoch eingestehen, dass darüber hinaus den Symptomen 1. Ranges nichts Verbindendes zugrunde liegt. Tritt eines dieser Symptome auf und lässt sich dies auf keine organische Grunderkrankung zurückführen, so kann man gemäß der Definition von Schneider *in aller Bescheidenheit* von Schizophrenie sprechen. Der Umstand, wie die einzelnen Symptome auseinander hervorgehen und wie diese miteinander in Beziehung stehen, spielt keine Rolle. Die Schizophreniediagnose stellt bei Schneider letztlich eine rein begriffliche Konvention dar. So gesteht er selbst ein, dass die Symptome 1. Ranges nicht dazu dienen, charakteristische psychopathologische Zusammenhänge herauszuarbeiten, und ihnen auch in prognostischer Hinsicht keine Bedeutung zukommt. Jaspers hatte demgegenüber auf die Herausarbeitung von psychopathologischen Zusammenhängen einen großen Wert gelegt (Jaspers 1913).

Somatosepostulat und Diagnoseschema

Schneider sieht Zyklothymie und Schizophrenie als Krankheiten an, für die er ein organisches Korrelat postuliert. Sein wesentliches Argument für dieses Postulat ist, dass hier die »*Geschlossenheit, die Sinngesetzlichkeit, die Sinnkontinuität der Lebensentwicklung*« zerrissen wird (Schneider 2007, 4). Diese Gedanken erinnern natürlich an die von Jaspers getroffene Differenzierung zwischen Prozess und Entwicklung. Die Unterscheidung beruht ganz wesentlich darauf, ob im Falle einer *Entwicklung* die Symptomatik aus Faktoren wie Persönlichkeit und Lebenslauf abgeleitet werden kann, oder ob es im Falle eines *Prozesses* zum Einbruch von etwas *völlig Neuem* kommt (Jaspers 1913). Im Gegensatz zu Jaspers wird bei Schneider allerdings aufgrund von psychopathologischen Charakteristika auf Vorgänge geschlossen, die die somatische Ebene betreffen. Dies wäre für Jaspers undenkbar gewesen und einem *somatischen Vorurteil* gleichgekommen.

Aber auch noch an anderer Stelle weicht Schneider von Jaspers ab. Die Gemütskrankheiten werden von Jaspers als *einfühlbar* angesehen, so dass sie im Diagnoseschema der ersten drei Auflagen der *Allgemeinen Psychopathologie* als Teil des *degenerativen Irreseins,* und nicht als Teil der *Prozesse* aufgeführt werden (Jaspers 1913). Schneider stellt aber nicht nur bei der Schizophrenie, sondern auch bei der Zyklothymie ein *Zerreißen der Sinngesetzlichkeit* fest. Deshalb zählt er die Zyklothymie auch zu den Psychosen bzw. Krankheiten und nicht zu den abnormen Spielarten seelischen Wesens.

Anwendung des Typuskonzeptes

Jaspers führte das auf Max Weber zurückgehende Typuskonzept in die Psychopathologie ein. Schneider greift in der *Klinischen Psychopathologie* mehrfach auf diesen Ansatz zurück, beispielsweise in der *Differenzialtypologie* von Zyklothymie und Schizophrenie und in der *Typologie* psychopathischer Persönlichkeiten (Schneider 2007). Jaspers hatte seinerzeit dazu aufgefordert, *»typische Gesamtbilder von Psychosen zu finden, die einem kleinen Kreise von Fällen entsprechen«* (Jaspers 1913, 263 f). Hierbei sollten insbesondere auch Verlaufsaspekte berücksichtigt werden. Dieser Forderung kommt Schneider jedoch nicht nach. Die Bildung psychopathologischer Subtypen der Schizophrenien hält er nicht für sinnvoll. Auch spielen bei ihm Verlaufsaspekte keine Rolle.

Im Gegensatz hierzu entwirft Schneider eine durchaus differenzierte Typologie im Bereich der psychopathischen Persönlichkeiten. Er bemüht sich, die wesentlichen psychopathologischen Charakteristika anschaulich herauszuarbeiten. Das spätere Kapitel in der *Klinischen Psychopathologie* geht auf eine Monographie aus dem Jahre 1923 zurück, die er seinerzeit auch an Jaspers geschickt hatte (Schneider 1923). Dieser äußerte sich jedoch in einem Brief an Schneider von 1924 hierzu sehr reserviert und skeptisch:

> *»Ihr Buch über psychopathische Persönlichkeiten habe ich seiner Zeit durchgesehen und mich gesträubt, Ihnen zu schreiben, weil ich nicht sehr befriedigt war […]. Bei aller Charakterologie ist zuviel Schematik, dann bei Gesamtdarstellungen soviel Aggregathaftes, bloß Gedachtes, nur Referiertes, das keine Anschauung und keine Forschung ist. Dazwischen dann viele befriedigende Einzelpartien. Aber eben als Ganzes – wenigstens für mich – ohne Rundung, ohne Perspektive, ohne Reiz und Anregung«* (Bormuth et al. 2016, 442).

3.10 Weiterführung der Psychopathologie Kurt Schneiders

Die Psychopathologie von Schneider wurde zunächst vor allen von Hans-Jörg Weitbrecht (1909–1975) und Gerd Huber (1921–2012) weitergeführt. Weitbrecht, ein Neffe von Schneider, befasste sich vor allem mit den affektiven Erkrankungen. Er bemühte sich besonders um eine Differenzierung von depressiven Syndromen. So wurde von ihm die *vitalisierte depressiven Reaktion* beschrieben und von einer *psychoreaktiv ausgelösten endogenen Psychose* abgegrenzt (Weitbrecht 1968). Erwähnenswert ist aber vor allem das Konzept der *endo-reaktiven Dysthymie*, deren psychopathologische Charakteristika eingehend herausgearbeitet werden (Weitbrecht 1968). Typische psychopathologische Merkmale sind beispielsweise vegetative Störungen, Apathie, Gefühl des Gekränktseins sowie eine morose Verstimmung. Es besteht ein erhebliches Krankheitsgefühl. Schuld- und Versündigungsideen fehlen hingegen. Meist geht eine seelische oder körperliche Überbeanspruchung voraus. Die auf ersten Blick widersprüchlich erscheinende Bezeichnung *endo-reaktive Dysthymie* lässt sich dadurch erklären, dass das klinische Bild deutlich endogen erscheint, bei der Genese jedoch reaktive Faktoren eine große Rolle spielen (Weitbrecht 1968). Auf dem Gebiet der Schizophrenien wurden die psychopathologischen Ansätze Schneiders vor allem von seinem Schüler Gerd Huber weitergeführt.

Die Psychopathologie Schneiders hatte wie wohl kein anderes psychopathologisches Konzept einen erheblichen Einfluss auf die klinische Psychiatrie des 20. Jahrhunderts. So kann beispielsweise die Entwicklung der modernen Diagnosemanuale auch ganz maßgeblich auf die Gedanken Schneiders zurückgeführt werden (Jäger et al. 2007). Die Symptome 1. Ranges spielen derzeit noch bei den diagnostischen Kriterien für die Schizophrenie in der ICD-10 eine wichtige Rolle (WHO 1994, WHO 1999). Aber auch die forensische Psychiatrie war lange Zeit ganz wesentlich von Kurt Schneider beeinflusst.

4 Tübinger Schule der Psychopathologie

4.1 Paranoialehre von Robert Gaupp

Der Heidelberger Psychopathologie im Sinne von Jaspers und Schneider stand vor allem in der ersten Hälfte des 20. Jahrhunderts die *Tübinger Schule* gegenüber (Schott und Tölle 2006). Als Begründer der Tübinger Schule kann Robert Gaupp angesehen werden. Gaupp wurde 1870 im schwäbischen Neuenburg geboren. Nach dem Studium war er zunächst als Assistenzarzt in Breslau bei Carl Wernicke tätig. Nach Stationen als Oberarzt in Zwiefalten und als selbstständiger Nervenarzt in Breslau kam er schließlich nach Heidelberg als Oberarzt zu Emil Kraepelin, mit dem er wenige Jahre später nach München wechselte. Von 1906 bis zu seiner Emeritierung im Jahre 1936 leitete er schließlich die Universitätsnervenklinik in Tübingen. 1953 starb er in Stuttgart.

Im Zentrum des Interesses Gaupps und der Tübinger Schule steht die Beschäftigung mit der Paranoia-Frage. Kraepelin (1856–1926), einer von Gaupps akademischen Lehrern, hatte in seinem Lehrbuch die Paranoia als eigenständige Krankheitsentität beschrieben und klar von der Dementia praecox bzw. Schizophrenie abgegrenzt. Kraepelin wählte diese Bezeichnung für eine Gruppe von Fällen »*in denen sich von Anfang an klar erkennbar ein dauerhaftes, unerschütterliches Wahnsystem bei vollkommener Erhaltung der Besonnenheit und der Ordnung des Gedankenganges herausbildet*« (Kraepelin 1899, 430). Gaupp beschäftigt sich bereits in einem 1910 publizierten Vortrag mir diesem Störungsbild. Hierbei schildert er mehrere Patienten, die er als primär »*gutmütig, bescheiden, wenig selbstsicher, eher ängstlich, sehr gewissenhaft, ja skrupulös*« beschreibt (Gaupp 1910, 66). Er führt dann aus, wie es bei diesen Menschen unter dem Einfluss eines affektvollen Ereignisses ganz schleichend zu immer stärker werdenden Verfolgungsideen kommen kann.

Die ganz entscheidende Rolle in seinen weiteren wissenschaftlichen Arbeiten spielte dann der Fall des Hauptlehrer Wagners aus Stuttgart-Degerloch (Gaupp 1914a). Ernst Wagner hatte in der Nacht vom 3. auf den 4. September 1913 in Degerloch zunächst seine Frau und seine vier Kinder ermordet. Anschließend war er nach Mühlhausen an der Enz gefahren. Gegen Mitternacht hatte er dort an mehreren Stellen Feuer gelegt und mit einer Pistole acht Männer und ein Mädchen erschossen. Gaupp wurde vom Gericht zum psychiatrischen Gutachter bestellt und befasste sich auf diese Weise intensiv mit dem Fall. Er diagnostizierte bei Wagner eine bereits seit vielen Jahren bestehende Paranoia. Die Taten in Degerloch und Mühlhausen wurden von Gaupp aus dem Verfolgungswahn abgeleitet. So hatte

Wagner schon einige Jahre vor der Tat den Entschluss gefasst, sich an den Einwohner von Mühlhausen zu rächen, da er sich von ihnen verspottet fühlte. Ein weiterer Gutachter, Robert Wollenberg, bestätigte die diagnostische Einschätzung von Gaupp. Dies hatte zur Folge, dass Wagner nicht bestraft, sondern in die Heil- und Pflegeanstalt Winnental bei Winnenden eingewiesen wurde, wo er schließlich im Jahre 1938 starb.

Für Gaupp wurde dieser Fall zum Paradigma der Wahnforschung. In diesem Sinne setzt er sich auch eingehend mit der wissenschaftlichen Bedeutung des »Falles Wagner« auseinander. Hierbei vertritt er die Ansicht, *»dass es sich bei Wagner um die psychologische Weiterentwicklung einer von Haus aus abnormen Persönlichkeit handelt, die unter dem Einfluss einer schweren Schuld einen unheilbaren inneren Riss erlebt«* (Gaupp 1914b, 635). Wagner wird von Gaupp nicht als brutaler, sondern vielmehr als sensibler und empfindlicher Charakter beschrieben. Mit »Schuld« sind im Fall Wagner sexuelle Handlungen in Form von Onanie und Sodomie gemeint. Hierbei stellt Gaupp insbesondere auch die Bedeutung des Affekts heraus:

> *»Der Affekt der Schuld, die Wut über sich selbst verbindet sich lange mit der Angst vor Entdeckung; und diese Affektlage gebietet nun das verhängnisvolle Dauersymptom der krankhaften Eigenbeziehung, die früher (in den ersten Zeiten der Onanie) nur zeitweise hervorgetreten war«* (Gaupp 1914b, 635).

So sieht Gaupp die Paranoia Wagners als *psychologisch verständliche Weiterentwicklung* einer bereits primär auffälligen Persönlichkeit an, *»die unter dem Einfluss persönlicher Erlebnisse zu einer fortschreitenden Entfremdung gegenüber der Außenwelt, zu einer Verrückung ihres Standpunktes in der Welt und zu einer logisch gut geknüpften Wahnbildung gelangte«* (Gaupp 1920, 312). Gaupp geht also von der *Fortentwicklung einer psychopathischen Persönlichkeit* und nicht von einem *Krankheitsprozess* aus. Mehr als 20 Jahre später wurde von Gaupp schließlich abermals ein Volkschullehrer mit dem Krankheitsbild einer Paranoia beschrieben. Hierdurch sah Gaupp seine früheren Anschauungen bestätigt (Gaupp 1947). Gaupps Konzepte wurde vor allem von seinem Schüler Ernst Kretschmer weitergeführt.

4.2 Konzept des sensitiven Beziehungswahns von Ernst Kretschmer

Ernst Kretschmer wurde 1888 in Wüstenrot bei Heilbronn geboren. Nach dem Studium war er ab 1913 zunächst als Assistenzarzt und später als Oberarzt bei Gaupp in der Tübinger Universitätsklinik tätig. 1926 wurde er nach Marburg berufen und leitete die dortige Universitätsklinik bis 1946. Zu diesem Zeitpunkt erhielt er dann einen Ruf nach Tübingen, wo er die dortige Klinik bis zu seiner Emeritierung im Jahre 1959 leitete. Kretschmer befasste sich wie sein akademischer

Lehrer Gaupp zunächst mit der Wahnforschung. Im Jahre 1918 konnte er sich mit einer Schrift über den sensitiven Beziehungswahn habilitieren. Dieses Werk mit dem Titel *Der sensitive Beziehungswahn. Ein Beitrag zur Paranoiafrage und zur psychiatrischen Charakterlehre* stellt eine seiner bedeutendsten Publikationen dar (Kretschmer 1918). Bekannt geworden ist Kretschmer aber auch durch sein nur kurze Zeit später erschienenes Buch *Körperbau und Charakter*, in dem er zwischen den Konstitutionstypen des *Leptosomen*, des *Pyknikers* und des *Athletikers* unterscheidet (Kretschmer 1921).

Kretschmer bezieht sich bei seiner Beschäftigung mit der Wahnproblematik auch auf Carl Wernicke und Robert Gaupp. Wernicke habe, so Kretschmer, mit dem Konzept der »zirkumskripten Autopsychose aufgrund der überwertigen Idee« gezeigt, dass ein ganz umschriebener Beziehungswahn aus einem realen Erlebnis heraus seinen Ursprung nehmen kann. Gaupp habe darauf hingewiesen, dass sich die Paranoia aus einer bestimmten Charakteranlage heraus entwickeln kann. An dieser Stelle sieht Kretschmer den Ausgangspunkt für seine eigenen Untersuchungen. Er formuliert das Ziel,

> *»sowohl der Rolle der Charaktergrundlage wie der Erlebniswirkungen gleichermaßen gerecht zu werden und besonders die inneren Beziehungen, die zwischen einer speziellen, genau umschriebenen Charakterform und einer speziellen Art der Erlebnisbildung und Erlebnisverarbeitung bestehen, in ihrer seelischen Gesetzmäßigkeit zur Anschauung zu bringen«* (Kretschmer 1918, 7).

Charaktertypen und spezifische Reaktionsformen

Unter Charakter wird von Kretschmer der »*Inbegriff der Einzelpersönlichkeit nach ihrer Gefühls- und Willensseite*« verstanden (Kretschmer 1918, 8). Es geht ihm jedoch nicht primär darum, die verschiedenen Charaktere aufzuzeigen. Sein Ziel ist es vielmehr, die mit den unterschiedlichen Charaktertypen verbundenen Reaktionsformen herauszuarbeiten. So unterscheidet er zunächst zwischen »*Reaktionsformen, die ganz allgemeine Verbreitung haben*« und »*Reaktionsformen, die für bestimmte Charaktere spezifisch sind*« (Kretschmer 1918, 14).

Als wichtigstes Beispiel für eine Reaktionsform von ganz allgemeiner Verbreitung werden die *Ausweichreaktionen* angeführt. Hier bezieht sich Kretschmer auf die im klinischen Sprachgebrauch als »hysterisch« bezeichnete Reaktionsformen. Konkret werden hierunter Reaktionen verstanden, »*wo die durch das Erlebnis hervorgerufene seelische Bewegung aus der Bahn der bewussten seelischen Verarbeitung ins Außerbewusste ›ausweicht‹*« (Kretschmer 1918, 16 f). Klinisch können solche Ausweichreaktionen als psychogene Motilitäts- und Bewegungsstörungen oder auch als psychogene Dämmerzustände imponieren. Für Kretschmer gibt es keinen hysterischen Charakter. Es handelt sich für ihn vielmehr um eine eher charakterunabhängige Reaktion.

Als Beispiele für charakterspezifische Reaktionsformen führt Kretschmer hingegen *Primitivreaktionen*, *expansive Reaktionen und Entwicklungen*, *sensitive Reaktionen und Entwicklungen* sowie *rein asthenische Reaktionen* an. So kommt er zu einer Unterscheidung von *vier Hauptgruppen psychopathischer Charaktere* und *fünf Haupttypen psychopathischer Reaktionsformen* (▶ **Tab. 4.1**). Die charakterspezifischen Reaktionsmechanismen werden folgendermaßen beschrieben:

- Die *Primitivreaktionen* stellen unmittelbare, fast reflexartig ablaufende Antworten auf einen äußeren Reiz dar: »*Das tritt in die Seele ein und sofort in Form einer Reaktion wieder aus*« (Kretschmer 1918, 14). Obwohl sich Primitivreaktionen bei verschiedenen Charakteren finden, sind sie ganz besonders mit den *primitiven Charakteren* verbunden. Hiermit sind impulsive bzw. triebgesteuerte Menschen gemeint. Neben den unmittelbaren Primitivreaktionen werden von Kretschmer auch *protrahierte Primitivreaktionen* beschrieben, bei denen starke Affekte gleichsam reflexartig aus Erlebnissen hervorgehen, diese sich aber nicht entladen können, sondern zu einer andauernden *Affektspannung* und *Affektbereitschaft* führen.
- Die *expansiven Reaktionsformen* treten vor allem bei *sthenischen* bzw. *expansiven Charakteren* auf. Diese beschreibt Kretschmer als *ethisch klar reguliert* und eher *egoistisch* veranlagt. Zu Problemen kommt es vor allem dann, wenn neben der sthenischen Persönlichkeit auch noch eine *nervöse Überempfindlichkeit* im Sinne einer *asthenischen Teilkomponente* vorliegt. Das auslösende Erlebnis für expansive Reaktionen und Entwicklungen ist hierbei immer recht ähnlich:

  > »*es ist der äußere Konflikt des machtlosen Einzelnen mit den allmächtigen, festen Ordnungen der Gesellschaft, mit der Rechtsprechung, der militärischen Disziplin, nicht zum wenigsten auch mit der öffentlichen Meinung, subjektiv ausgedrückt: das Erlebnis der Vergewaltigung des Einzelwillens durch den Gesamtwillen*« (Kretschmer 1918, 20).

  Eine solche Expansivreaktion kann sich bis hin zu einer *Kampfpsychose* mit einem *Beeinträchtigungswahn* ausbreiten, wobei man dann auch von einem *Querulantenwahn* sprechen kann. Als Beispiel wird die Geschichte von Michael Kohlhaas angeführt, wie sie Heinrich v. Kleist in seiner berühmten Novelle beschreibt.
- Den expansiven Charakteren, Reaktionen und Entwicklungen stellt Kretschmer die *sensitiven Formen* gegenüber. Als Vertreter des *sensitiven Charakters* finden sich

  > »*weiche, feinfühlige, geistig differenzierte Persönlichkeiten, ethische Innenmenschen von mehr altruistisch gefärbter Gefühlswelt, mit langdauernden, verborgenen Affektspannungen, Leute die starke Erlebnisse weder assimilieren, noch frei ausdrücken können und die, bei starkem innerem Wert, in ihrer äußeren Haltung meist etwas Unsicheres und Unfreies haben*« (Kretschmer 1918, 27).

  Im Gegensatz zum expansiven ist der sensitive Charakter nach besonderen affektvollen Ereignissen nicht zu einer Entladung der angestauten affektiven Spannung fähig. Vielmehr kommt es hier häufig zu einem *Verhalten* der affektiven Spannung, die dann später bei einem ähnlichen zweiten harmlosen Ereignis wieder durchbrechen und sich weiter steigern kann. Kretschmer spricht in diesem Zusammenhang auch von einem *invertierten Sekundärerlebnis*. So verläuft die sensitive Entwicklung zumeist in einer *geknickten Linie*, während es sich bei den expansiven Vorgängen um *geradlinige* Verläufe handelt.

- Schließlich werden von Kretschmer noch die *rein asthenischen Charaktere* aufgeführt, die er mit folgenden Worten beschreibt: »*Es sind jene überaus gemütsweichen, willensschwachen, schalenlosen Naturen, die unter dem Leben leiden, ohne sich dagegen wehren zu können*« (Kretschmer 1918, 28). *Rein asthenische Reaktionen* imponieren dann klinisch zumeist als reaktive Depressionen, die sich unter anderem durch Symptome wie Nervosität, Reizempfindlichkeit und Erschöpfbarkeit auszeichnen.

Tab. 4.1: Charaktertypen und psychopathische Reaktionsformen

psychopathische Charaktere	bevorzugte Reaktionsformen
—	Ausweichreaktionen
primitiver Charakter	Primitivreaktionen
expansiver Charakter	expansive Reaktionen und Entwicklungen
sensitiver Charakter	sensitive Reaktionen und Entwicklungen
rein asthenischer Charakter	rein asthenische Reaktionen

Reaktive Wahnbildung und sensitiver Beziehungswahn

Kretschmer bemüht sich nun aufzuzeigen, wie die von ihm zuvor beschriebenen charakterspezifischen Reaktionsmechanismen schließlich zur Entwicklung eines Wahns führen können. Gemäß seiner bereits ausgeführten Einteilung unterscheidet er drei Gruppen von psychopathisch-reaktiven Wahnbildungen:

- primitive Gruppe
- expansive Gruppe
- sensitive Gruppe

Im Besonderen geht Kretschmer auf die sensitive Gruppen und den sich hier entwickelnden sensitiven Beziehungswahn ein. Dieser stellt für ihn eine »*selbständige Krankheitsgruppe dar, die nach Ätiologie, Symptomatik und Verlaufsform charakterisiert ist*« (Kretschmer 1918, 126). Diese Charakteristika werden anhand von klinischen Fallbeispielen anschaulich herausgearbeitet (▸ **Tab. 4.2**). Die Ätiologie wird als multifaktoriell angesehen. Zum einen spielen genetische Faktoren eine wichtige Rolle, die nämlich für eine psychopathische Konstitution verantwortlich sind, welche durch eine ausgeprägte Erschöpfbarkeit gekennzeichnet ist. Auf dieser konstitutionellen Grundlage kann es nun *psychologisch-reaktiv* zur Wahnbildung kommen, wobei *Charakter*, *Erlebnis* und *Milieu* eine wichtige Rolle spielen. Es handelt sich üblicherweise um sensitive Charaktertypen mit einer vorwiegend asthenischen Komponente. Bei der Genese ist dann vor allem das *Erlebnis der beschämenden Insuffizienz* wichtig, häufig handelt es sich um *sexualethische Konflikte*. So wird der *erotische Beziehungswahn alter Mädchen* sowie der *Masturbantenwahn* beschrieben. In diesem Zusammenhang nimmt Kretschmer auch direkt auf den von Gaupp beschriebenen Fall des Hauptlehrers Wagner Bezug (Gaupp 1914a). Aber auch durch Konflikte im Berufsleben kann es zur Entwicklung eines sensitiven Beziehungswahns kommen. Das Milieu kann an der Entwicklung einer solchen Wahnbildung ganz wesentlich mitbeteiligt sein.

Tab. 4.2: Konzept des sensitiven Beziehungswahns

Ätiologie

- genetische Faktoren als Grundlage
- Erschöpfbarkeit als wichtiges Merkmal der biologischen Konstitution
- psychologisch-reaktive Entstehungsweise, welche von einer Trias von Charakter, Erlebnis und Milieu gekennzeichnet ist
- sensitiver Charakter als wesentlicher Faktor (Gemütsweichheit, Schwäche und zarte Verwundbarkeit, Ehrgeiz, Eigensinn)
- Mechanismus der Verhaltung mit folgender Inversion
- Milieuwirkungen als mitbestimmende Ursachen

Symptomatik

- Zentrierung von Vorstellungsinhalt und Affektlage um das pathogene Erlebnis
- Symptome als gesteigerte Auswirkung der Eigenschaften des sensitiven Charakters
- häufige Durchfärbung durch neurasthenische Erschöpfungssymptome

Verlauf

- lebhafte psychologische Reaktivität
- Heilungstendenzen in reinen und leichteren Fällen
- volle Erhaltung der Persönlichkeit auch in schweren Fällen

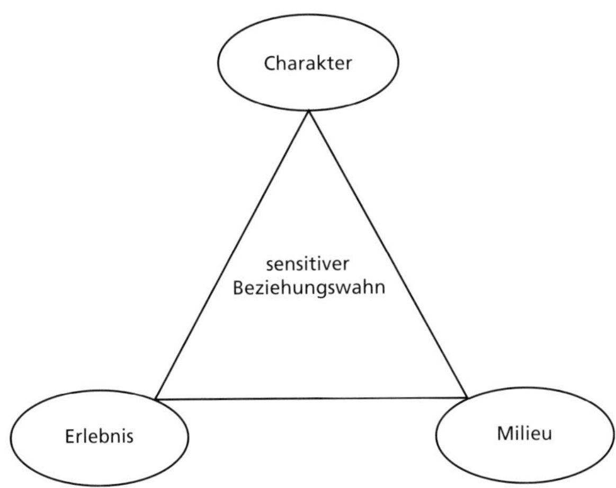

Abb. 4.1: Ätiologische Trias der Wahnentwicklung

So handelt es sich bei der Wahngenese um ein mehrdimensionales Geschehen, bei der die ätiologische Trias von Charakter, Erlebnis und Milieu im Vordergrund steht (► **Abb. 4.1**). Die Symptomatik des sensitiven Beziehungswahns ist, so Kretschmer, *»von dem klaren Durchleuchten der ätiologischen Hauptfaktoren: Charakter, Erlebnisverhaltung und Erschöpfung«* geprägt (Kretschmer 1918, 129). So findet sich häufig auch eine ausgeprägte Erschöpfung. Die Prognose wird als eher günstig angesehen, Heilungen können durchaus vorkommen. Die Persönlichkeit bleibt auch in den schweren Fällen erhalten.

Bedeutung eines mehrdimensionalen Ansatzes

Die Ausführungen zum sensitiven Beziehungswahn machen bereits deutlich, wie sehr sich Kretschmer um eine mehrdimensionale Sichtweise bemüht. Dieser Anspruch wird auch in späteren Arbeiten zur Paranoiafrage wiederholt:

> *»Die Kernprobleme dieses Gebietes erschließen sich nur in einer in die Tiefe dringende Strukturanalyse im Sinne einer mehrdimensionalen Diagnostik aller in das Gesamtbild eingehenden Kausalkomponenten und ihres gegenseitigen dynamischen Verhältnisses«* (Kretschmer 1950, 1).

Diese Ansichten bleiben jedoch nicht auf die reaktiv entstanden Wahnformen beschränkt, sondern werden auch auf andere Krankheitsbilder ausgeweitet. Auch sind für Kretschmer durchaus Übergänge zwischen reaktiven Wahnentwicklungen und schizophrenen Psychosen möglich: *»Beide können kausal hintereinander geschaltet sein, indem die Reaktivpsychose das seelische Gleichgewicht bis zu einem Grad erschüttert, der die Entstehung des Prozesses ermöglicht«* (Kretschmer 1918, 153). Kretschmer hält aber auch eine *kausale Nebeneinanderschaltung* für möglich, *»indem dieselbe Konstitution eines Menschen nach ihrer psychologischen Seite hin zu reaktiv-psychopathischen Erkrankungen, nach ihrer biologischen Seite hin zu Prozessen disponieren könnte«* (Kretschmer 1918, 153). In diesem Sinne stellt er sich auch die von Gaupp aufgeworfene Fragen, ob *»der prämorbide Charakter auch bei Prozessen für die formale Gestaltung des Krankheitsbildes«* eine Rolle spielt und inwiefern verschiedene Charaktertypen für eine Prozesserkrankung prädisponieren können (Kretschmer 1918, 154).

So geht für Kretschmer die Frage, ob es sich um eine psychisch-reaktive Entwicklung oder einen schizophrenen Prozess handelt am eigentlichen Problem vorbei. Stattdessen fordert er auf, folgende Frage zu stellen: *» Wie groß ist an dieser Veränderung der persönlichen Haltung der Anteil endogener, wie groß der psychogener Faktoren«* (Kretschmer 1950, 1)? So stellt er immer wieder die Wechselwirkung von psychologischen und biologischen Einflussfaktoren heraus: *»Man kann das Ineinanderspielen endogener und psychisch-reaktiver Kraftfelder nirgends schöner studieren, als an der Lebensentwicklung des Paranoikers«* (Kretschmer 1950, 1).

4.3 Unterschiede zwischen Heidelberger und Tübinger Psychopathologie

Die Paranoialehre von Gaupp und Kretschmer ist gut mit den Ansichten von Jaspers in Einklang zu bringen, solange man diese auf Reaktionen und Persönlichkeitsentwicklungen beschränkt. Weitet man die Gedanken der Tübinger Schule, insbesondere den mehrdimensionalen Ansatz, hingegen auch auf die schizophrenen Prozesse aus, steht dies in einem klaren Gegensatz zur Heidelberger Psychopathologie im Sinne von Jaspers und auch von Schneider. Diese hatten nämlich klar zwischen Prozessen bzw. endogenen Psychosen auf der einen Seite und Entwicklungen bzw. abnormen Erlebnisreaktionen auf der anderen Seite unterschieden. So kritisiert Jaspers auch in der 4. Auflage der *Allgemeinen Psychopathologie*, dass bei Kretschmer der *abgründige Unterschied zwischen Persönlichkeit und Prozesspsychose* nicht beachtet wird (Jaspers 1946). In diesem Sinne ist sowohl für Jaspers als auch für Schneider die Paranoia als eigenständige Krankheitseinheit entbehrlich. Es wird berichtet, dass man seinerzeit zwischen unüberbrückbaren Gegensätzen zwischen oberem Neckar (Tübingen) und unterem Neckar (Heidelberg) gesprochen haben soll (Schott und Tölle 2006).

Auch wenn Jaspers sich für einen Methodenpluralismus in der Psychopathologie ausspricht, bei dem sowohl die Methode des Erklärens als auch die des Verstehens eine wesentliche Rolle spielen, bleiben diese beiden Zugangswege doch im Wesentlichen unverbunden nebeneinander stehen. Noch stärker ist dieser Dualismus in der *Klinischen Psychopathologie* von Schneider ausgeprägt. Die Tübinger Schule versucht hingegen mit ihrem *mehrdimensionalen* Ansatz eine Brücke zwischen diesen verschiedenen methodischen Zugangswegen zu schlagen.

4.4 Weiterführung der Tübinger Schule

Die Konzepte von Gaupp und Kretschmer haben bis heute einen erheblichen Einfluss. Zunächst sind hier die Arbeiten von Klaus Conrad zu nennen, der ein Schüler von Kretschmer war. Conrad stütze sich jedoch ganz wesentlich auf die Ansätze der Gestaltpsychologie und setzte sich auf diese Weise von seinem Lehrer Kretschmer ab (Conrad 2002).

Der Ansatz der Mehrdimensionalität, der die Tübinger Schule der Psychopathologie vor allem auszeichnet, wirkte sich auch auf bedeutende Entwicklungen der Psychiatrie des 20. Jahrhunderts aus. Hier ist beispielsweise das *biopsychosoziale Modell* von Georg Engel zu nennen, welches als ein Paradigma der gesamten Medizin angesehen werden kann (Engel 1977). Ähnliches trifft auch auf das *Vulnerabilitäts-Stress-Modell* zu, das von Joseph Zubin und Bonnie Spring formuliert wurde (Zubin und Spring 1977). Auch wenn hier nicht explizit auf Kretschmer und

Gaupp Bezug genommen wird, finden sich doch klare Parallelen zur Tübinger Psychopathologie.

Schließlich ist noch erwähnenswert, dass ein mehrdimensionaler Ansatz in der Tübinger Universitätsklinik über einen langen Zeitraum hinweg bis heute fortgesetzt wird. Als Beispiel sei der Name von Hans Heimann (1922–2006) genannt, welcher die Klinik von 1974 bis 1990 leitete (Bormuth und Schneider 2013). Wenn sich aktuelle Projekte, die federführend von der Tübinger Klinik durchgeführt werden, beispielsweise mit der Psychotherapie persistierender Positivsymptomatik bei schizophrenen Psychosen befassen und den Einfluss der kognitiven Verhaltenstherapie untersuchen (Klingberg et al. 2010), so kann dies durchaus auch in der Tradition von Gaupp und Kretschmer gesehen werden.

5 Wernicke-Kleist-Leonhard-Schule

5.1 Psychopathologische Konzepte bei Carl Wernicke

Ganz eigene Wege in der deutschen Psychiatrie ging die Wernicke-Kleist-Leonhard-Schule. Auf diese Weise entstand eine doch auf den ersten Blick erhebliche Differenz zur Heidelberger Psychopathologie im Sinne von Jaspers und Schneider. Noch deutlicher erscheint jedoch der Gegensatz zur Tübinger Schule der Psychopathologie zu sein. Carl Wernicke wurde 1848 in Tarnowitz in Oberschlesien geboren. Er war zunächst in Breslau, Wien und Berlin tätig, unter anderen bei Theodor Meynert (1833–1892) und Carl Westphal (1833–1890). 1885 wurde er nach Breslau berufen, 1904 nahm er einen Ruf nach Halle an. Er verstarb 1905, also ein knappes halbes Jahr später, bei einem Verkehrsunfall.

Die psychopathologischen Konzepte von Wernicke nehmen ihren Ausgangspunkt bei einer Modellvorstellung zur Aphasie, zu der er mit einer eigenen Arbeit wesentlich beigetragen hatte. So war von ihm mit nur 26 Jahren eine Monographie mit dem Titel *Der aphasische Symptomenkomplex. Eine psychologische Studie auf anatomischer Basis* veröffentlicht worden (Wernicke 1874). Es wird von ihm eine Art von Aphasie beschrieben, die durch eine Beeinträchtigung des Sprachverständnisse charakterisiert ist und mit einer Läsion im hinteren Temporallappen einhergeht. Somit war es gelungen, das Sprachverständnis in einer bestimmten Hirnregion zu lokalisieren. Die von ihm herausgearbeitete Sprachstörung nannte er *sensorische Aphasie*, während die zuvor von Paul Broca (1824–1880) beschriebene Störung mit Beeinträchtigung des Sprachausdrucks als *motorische Aphasie* bezeichnet wurde. Zwischen dem motorischen und sensorischen Sprachzentrum postulierte Wernicke eine Verbindung durch Assoziationsfasern, so dass eine Art von Reflexbogen mit sensorischen Input und motorischen Output entsteht. Dieses Modell ist mit einigen Modifikationen im Prinzip auch heute noch gültig.

Modell des psychischen Reflexbogens

Das aufgrund der Aphasien entwickelte Modell zur Sprachverarbeitung im Gehirn versucht Wernicke nun auf alle Funktionen der Psyche zu übertragen und auf diese Weise zur Grundlage seines psychopathologischen Ansatzes zu machen. Seine Konzepte sind in seinem erstmals 1900 erschienenen Werk *Grundriss der Psychiatrie* publiziert, welches auf 41 klinischen Vorlesungen aufbaut (Wernicke 1906). Wernicke formuliert das Ziel, die psychopathologische Symptomatik aus den

Eigenschaften des Gehirns bzw. der Großhirnrinde abzuleiten. Zu diesem Zwecke entwirft er das Modell des *psychischen Reflexbogens* (► **Abb. 5.1**). Zunächst werden zwei verschiedene *Projektionsfelder* postuliert, ein *sensorisches Projektionsfeld (s)* und *ein motorisches Projektionsfeld (m)*. Beide Projektionsfelder sind untereinander mit Assoziationsfasern verbunden. Darüber hinaus führt Wernicke das Konstrukt des *Begriffszentrums* ein, welches er in *Ausgangsvorstellung (A)* und *Zielvorstellung (Z)* unterteilt. In diesem Modell gibt es somit drei Assoziationsbahnen (sA, AZ, Zm), die eine Art von psychischen Reflexbogen bilden. Auf dieses Modell bezog sich später auch Jaspers im Abschnitt über die objektive Psychopathologie (Jaspers 1913).

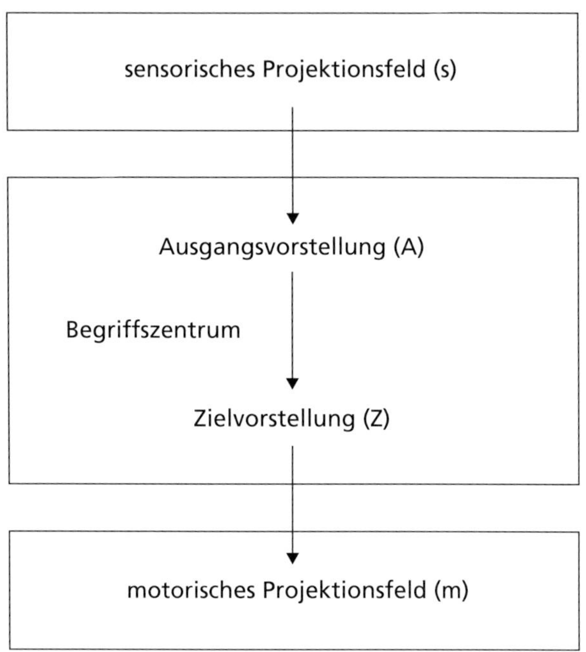

Abb. 5.1: Modell des psychischen Reflexbogens

Die Geisteskrankheiten sieht Wernicke als *Krankheit des Assoziationsorgans* an, wobei er konkret die Hypothese einer Lockerung bzw. *Sejunktion* der verschiedenen Assoziationsbahnen formuliert. Jede der drei Assoziationsbahnen kann nun in Folge einer »Sejunktion« auf drei verschieden Arten gestört sein, nämlich in Form einer Hyperfunktion, einer Afunktion oder einer Fehlfunktion. Auf diese Weise lassen sich 3 × 3 Möglichkeiten einer funktionellen Störung des Assoziationsorgans konstruieren (► **Tab. 5.1**). Wernicke postuliert somit, dass verschiedene psychische Erkrankungen jeweils einer Störung von bestimmten Bahnen im Gehirn entsprechen. Ätiologie und Neuropathologie spielen hier eine eher untergeordnete Rolle. Als entscheidend wird vielmehr die Lokalisation einer Funktionsstörung angesehen, auch wenn diese oft hypothetisch und spekulativ bleibt.

Tab. 5.1: Bahnen des psychischen Reflexbogens und ihre Störungen

Bahnen der Assoziationsfasern	mögliche Störungen
psychosensorische Bahnen (s–A)	Anästhesie Hyperästhesie Parästhesie
intrapsychische Bahnen (A–Z)	Afunktion Hyperfunktion Parafunktion
psychomotorische Bahnen (Z–m)	Akinese Hyperkinese Parakinese

Das Modell des psychischen Reflexbogens stellt für Wernicke das grundlegende Schema für die *Bewusstseinstätigkeit* dar. Er hält es für ganz entscheidend, sich mit dem Resultat bzw. mit dem motorischen Output des Reflexbogens (s-A-Z-m) zu beschäftigen: »*Die klinische Methode der Psychiatrie besteht darin, das Endergebnis zu studieren, um auf den Vorgang, aus dem es resultiert, zurückzuschließen*« (Wernicke 1906, 16). Die Bewegungen spielen in diesem Sinne bei Wernicke eine wichtige Rolle. Hierbei werden drei verschiedene Arten unterschieden:

- Die *Ausdrucksbewegungen* bezeichnen Bewegungen, »*durch welche sich die Affekte und Gemütszustände des Menschen zu erkennen geben*« (Wernicke 1906, 15). Hierzu gehören beispielsweise Lachen, Weinen und Mimik.
- Unter *Reaktivbewegungen* versteht Wernicke Bewegungsäußerungen, »*welche auf gegenwärtige äußere Reize erfolgen*« (Wernicke 1906, 15). Als Beispiele werden Antworten auf Fragen oder Bewegungen zur Befriedigung körperlicher Bedürfnisse aufgeführt.
- *Initiativbewegungen* sind schließlich für Wernicke diejenigen Bewegungen, »*welche aus eigenem Antriebe und nicht hervorgerufen durch einen gegenwärtigen äußeren Reiz erfolgen*« (Wernicke 1906, 16).

Darüber hinaus versucht Wernicke auch, verschiedene *Bewusstseinsinhalte* zu unterscheiden, welche vom sensorischen Input abhängig sind (► **Tab. 5.2**). Hierbei handelt es sich um eine Art von *Erinnerungsbildern,* die sich von primär sensorischen Phänomenen ableiten lassen.

Tab. 5.2: Einteilung der Bewusstseinsinhalte

Bewusstseinsgebiete	zugehörige Inhalte
Autopsyche	Repräsentation der Persönlichkeit
Somatopsyche	Repräsentation der Körperlichkeit
Allopsyche	Repräsentation der Außenwelt

Auf der Grundlage der von ihm vorgenommenen Einteilungen bemüht sich Wernicke um eine konsequente Ableitung der gesamten psychopathologischen Symptomatologie. Hierbei spielt der Begriff des *Elementarsymptoms* eine ganz entscheidende Rolle. Die Elementarsymptome sind direkt als Störungen der verschiedenen Assoziationsbahnen in Folge einer *Sejunktion* aufzufassen. Diese Elementarsymptome werden dann durch psychische Mechanismen weiterverarbeitet, so dass hieraus das klinische Krankheitsbild entsteht (▶ **Abb. 5.2**). Dies erinnert an die Unterscheidung zwischen primären und sekundären Symptomen, die später Jaspers in Zusammenhang mit der *Stellungnahme des Kranken zur Krankheit* treffen sollte (Jaspers 1913). Von großer Bedeutung sind für Wernicke die *Erklärungswahnideen*, mit Hilfe derer sich die Patienten verschiedene als Elementarsymptome auftretende Phänomene zu erklären versuchen (Wernicke 1906). Solche Erklärungswahnideen können auf autopsychischen, somatopsychischen und allopsychischen Gebieten auftreten.

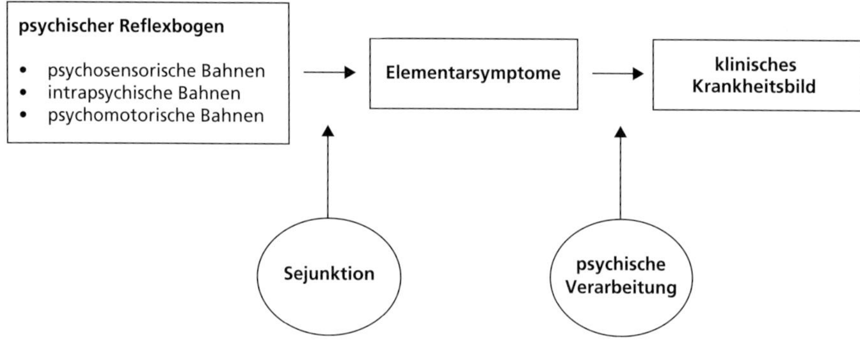

Abb. 5.2: Krankheitsmodell bei Carl Wernicke

Anwendung auf die Ordnung psychopathologischer Symptome

Die Ordnung der psychopathologischen Symptomatik bei Wernicke unterscheidet sich deutlich von den anderen damaligen Konzepten. Insbesondere fallen erhebliche Differenzen zur Nosologie von Kraepelin auf (Kraepelin 1899), welche letztlich auch heute noch die wesentliche Grundlage der Klassifikation psychischer Störungen darstellt. Bei Wernicke baut im Gegensatz zu Kraepelin die gesamte Krankheitslehre auf dem Modell von Störungen funktioneller Systeme auf. Auf diese Weise lassen sich zunächst unterschiedliche Elementarsymptome ableiten (▶ **Tab. 5.3**).

Die Elementarsymptome werden dann weiter zu anderen Symptomen verarbeitet, wobei die Erklärungswahnideen eine wichtige Rolle spielen. So kann beispielsweise das *Gedankenlautwerden* als Erklärungswahnidee für das Auftreten von *autochthonen Gedanken* angesehen werden. Erklärungswahnideen können

Tab. 5.3: Assoziationsbahnen und zugehörige Elementarsymptome

gestörte Assoziationsbahnen	Beispiele für Elementarsymptome
psychosensorische Bahnen	Halluzinationen (insbesondere Phoneme), Illusionen, Beziehungswahn
intrapsychische Bahnen	autochthone Ideen (Auftauchen von als fremd empfunden Gedanken)
psychomotorische Bahnen	motorische Symptome

aber auch aus motorischen Elementarsymptomen hervorgehen. So wird von Wernicke die Wiedererlangung der Bewegungsfähigkeit nach akinetischen Zuständen oft mit religiösen Vorstellungen in Verbindung gebracht.

In Zusammenhang mit den autochthonen Ideen führt Wernicke auch den Begriff der *überwertigen Ideen* ein, worauf wenige Jahre später auch Jaspers (Jaspers 1913) und schließlich auch Kretschmer (Kretschmer 1918) expliziten Bezug nahmen. Wernicke versteht hierunter *»Erinnerungen an irgendein besonders affektvolles Erlebnis oder auch an eine ganze Reihe von Erlebnissen«* (Wernicke 1906, 142). Im Gegensatz zu den autochthonen Ideen erscheinen die überwertigen Ideen dem Patienten nicht als fremd: *»die Kranken erblicken den Ausdruck ihres eigensten Wesens darin und führen in dem Kampfe für sie recht eigentlich einen Kampf um die eigene Persönlichkeit«* (Wernicke 1906, 141).

Die konkrete Einteilung der Psychosen bei Wernicke spielt heute nur noch eine historische Rolle. Wernicke unterscheidet zunächst zwischen akuten und chronischen Psychosen:

- Die *chronischen Psychosen* sind vor allem durch eine *krankhafte Veränderung des Bewusstseinsinhaltes* charakterisiert, die zum einen als Residuum nach einer abgelaufenen Psychose und zum anderen als Korrelat einer chronischen Psychose aufgefasst werden kann. Je nach Art des veränderten Bewusstseinsinhalts unterscheidet Wernicke zwischen *Allopsychosen*, *Somatopsychosen* und *Autopsychosen*.
- Die *akuten Psychosen* sind hingegen vor allem durch das Symptom der *Ratlosigkeit* charakterisiert, das als Reaktion auf die akut auftretende Symptomatik zu werten ist. Ähnlich wie bei den chronischen Psychosen lässt sich auch hier eine Einteilung nach den betroffenen Bewusstseinsinhalten treffen. Darüber hinaus bietet sich auch eine Klassifikation aufgrund der betroffenen Assoziationenbahnen an. So ist bei den *Angstpsychosen* primär die psychosensorische Bahn und bei den *Motilitätspsychosen* primär die psychomotorische Bahn betroffen. Manie und Melancholie liegen demgegenüber eine Hyperfunktion bzw. eine Hypofunktion der intrapsychischen Bahnen zugrunde.

Wichtig erscheint noch einmal herauszustellen, dass Wernickes Konzepte wesentlich auf den Gedanken von spezifischen Störungen bestimmter neuronaler Funktionssysteme beruhen. Somit ist für ihn die Art des gestörten funktionellen Systems und dessen Lokalisation im Gehirn ausschlaggebend für die psychopathologische

Symptomatik. Ätiologie und Pathogenese spielen hingegen eine eher untergeordnete Rolle. Dies steht natürlich in einem scharfen Gegensatz zum Krankheitsmodell Kraepelins, der die Existenz von Krankheitseinheiten mit jeweils gleicher Ätiologie, Neuropathologie und klinischer Symptomatik postulierte (Kraepelin 1899).

5.2 Gehirnpathologie bei Karl Kleist

Nach dem frühen Tod von Wernicke wurde dessen Ansatz maßgeblich von Karl Kleist weitergeführt. Kleist wurde 1879 in Mühlhausen im Elsass geboren. Zunächst war er als Assistenzarzt in Halle tätig und hatte hierbei auch Kontakt zu Wernicke. Später wechselte er nach Erlangen. Im Jahre 1916 folgte er einem Ruf nach Rostock und 1920 schließlich einem Ruf als Ordinarius nach Frankfurt am Main. Die Leitung der Frankfurter Klinik hatte er bis 1950 inne. Er starb im Jahre 1960 in Frankfurt.

Karl Kleist baute Wernickes Gedanken der Lokalisation von psychischen Funktionen im Gehirn weiter aus. Hierbei befasst er sich vor allem auch mit den Störungen der Psychomotorik. Für seine wissenschaftlichen Konzepte spielten die Erfahrungen eine entscheidende Rolle, die er im 1. Weltkrieg als Arzt im Kriegslazarett an Patienten mit Hirnverletzungen gesammelt hatte. In seinem 1934 erschienenen Werk mit dem Titel *Gehirnpathologie*, einem Beitrag für das *Handbuch der ärztlichen Erfahrungen im Weltkrieg 1914/18*, konstruiert Kleist einen detaillierten Bau- und Funktionsplan des menschlichen Gehirns (Kleist 1934). Dieser beinhaltet unter anderen das bis heute recht bekannte Schema der Lokalisation der Funktionen in der Großhirnrinde auf architektonischer Grundlage in Form von je einer Hirnkarte für die Innen- und Außenseite der Großhirnrinde. Kleist postuliert auch einen dreistufigen Aufbau des *Ich-Bewusstseins*, das an das Konzept von Wernicke erinnert. Im Gegensatz zu Wernicke bemüht sich Kleist aber um eine hirnanatomische Lokalisation, die allerdings recht spekulativ bleibt:

- Somatopsyche (»Körper-Ich«)
- Thymopsyche (»Gefühls-Ich«)
- Autopsyche (»Selbst-Ich«)

Aufgrund der von ihm dargelegten hirnanatomischen Modellvorstellungen versucht Kleist auch eine Systematik der psychischen Erkrankungen zu formulieren. Hierbei sieht er die Schizophrenien als degenerative Systemerkrankungen analog zu den neurologischen Heredodegenerationen wie beispielsweise der Friedreich-Ataxie an. Die unterschiedlichen Formen mit jeweils recht spezifischen psychopathologischen Symptomen kommen dadurch zustande, dass jeweils ganz unterschiedliche Systeme im Gehirn betroffen sind (Kleist 1925). Von den Schizophrenien trennt er atypische Psychosen bzw. Randpsychosen ab, die er aufgrund ihres phasischen Verlaufes in die Nähe der manisch-depressiven Erkrankungen stellt. Er versucht somit, die psychopathologische Differenzierung Wernickes mit der verlaufsorientierten Betrachtungsweise Kraepelins zu verbinden. Diese atypischen Psychosen werden von ihm zunächst als *autochthone Degenerationspsychosen* und später als *zykloide Psychosen* bezeichnet (Kleist 1925). Vorbilder sind unter anderen Wernickes Angstpsychose sowie die expansive Autopsychose durch autochthone Ideen (Wernicke 1906). Kleist entwirft schließlich auch ein Ordnungsschema der Psychosen (▸**Tab. 5.4**), wobei er vor allem vom *betroffenen seelischen Ort* ausgeht, ohne diesen jedoch näher zu spezifizieren (Kleist 1928).

Tab. 5.4: Einteilung der Psychosen nach Karl Kleist

Hauptgruppen	Unterformen
Gemütskrankheiten Verwirrtheitspsychosen Motilitätspsychosen	Manie vs. Melancholie verwirrte Erregung vs. Stupor hyperkinetische motorische Psychose vs. akinetische motorische Psychose
Ichpsychosen Gemeinschaftspsychosen	expansive Konfabulose vs. Hypochondrie expansive Eingebungspsychose vs. persekutorische Halluzinose expansive Paranoia vs. persekutorische Paranoia
Beziehungs- und Bekanntheitspsychosen	Beziehungspsychose vs. Entfremdungspsychose Ausnahmezustände mit Déjá vu vs. Ausnahmezustände mit Ratlosigkeit
Bewusstseinspsychosen	Epilepsie mit Krampfdauerzuständen Episodische Dämmerzustände Episodische Schlafzustände
Willenspsychosen	episodische triebhafte Verstimmungen Zwangspsychosen

5.3 Psychopathologische Konzepte bei Karl Leonhard

Während den Ansätzen von Wernicke und Kleist vor allem eine historische Bedeutung zukommt, spielen die Konzepte von Karl Leonhard auch heute noch eine Rolle. Insbesondere trifft dies für die von ihm entwickelte Klassifikation endogener Psychosen und seine Typologie akzentuierter Persönlichkeiten zu.

Leonhard wurde 1904 in Edelsfeld in der Oberpfalz (Bayern) geboren. Er war zunächst als Assistenzarzt in der Universitätsnervenklinik Erlangen und dann in der Heil- und Pflegeanstalt Gabersee in Oberbayern tätig. 1936 wechselte er als Oberarzt zu Kleist nach Frankfurt am Main. 1954 wurde er schließlich zum Ordinarius für Psychiatrie und Neurologie in Erfurt berufen. 1957 erhielt er einen Ruf an die Nervenklinik der Berliner Charité, welche er bis in das Jahr 1969 leitete. Karl Leonhard verstarb im Jahre 1988 in Berlin.

Leonhards Habilitationsschrift trägt den Titel *Die defektschizophrenen Krankheitsbilder*. Er setzt sich hierbei mit chronischen Schizophrenien auseinander und vertritt die Ansicht, dass sich im Endstadium der schizophrenen Erkrankung verschiedene Formen scharf voneinander abgrenzen lassen. Er lehnt sich dabei an die Gedanken von Wernicke und Kleist an, die die verschiedenen Arten der Schizophrenien als Erkrankungen von jeweils unterschiedlichen neuronalen Systemen ansehen. 1948 erschien sein Lehrbuch *Grundlagen der Psychiatrie*, in dem seine bisherigen Auffassungen zusammenfasst sind (Leonhard 1948). Hier ist bereits eine recht differenzierte Einteilung der endogenen Psychosen sowie der Psychopathien zu finden. Erstere wurde dann in seinem 1957 erschienen Buch *Die Aufteilung der endogenen Psychosen* weiterentwickelt. Dieses Buch ist wohl Leonhards bekanntestes Werk. Es wird seither regelmäßig neu aufgelegt und in verschiedene Sprachen übersetzt. Hier werden die endogenen Psychosen in zahlreiche Unterformen eingeteilt und in der Tradition von Wernicke und Kleist als Störungen verschiedener funktioneller Systeme angesehen. Erst später verfolgte Leonhard das Ziel, für die einzelnen Formen auch unterschiedliche ätiologische Faktoren aufzuzeigen. In diesem Sinne wurde der ursprüngliche Titel des Buches ab der 6. Auflage in *Aufteilung der endogenen Psychosen und ihre differenzierte Ätiologie* umgeändert (Leonhard 2003). Weitere Schlüsselwerke von Leonhard stellen die Bücher mit dem Titel *Biologische Psychologie* (Leonhard 1972) und *Akzentuierte Persönlichkeiten* (Leonhard 2000) dar.

Psychologische Grundannahmen bei Karl Leonhard

In seinem erstmals 1961 erschienenen Buch *Biologische Psychologie* bemüht sich Leonhard darum, die biologischen Grundlagen menschlichen Erlebens und Verhaltens aufzuzeigen (Leonhard 1972). Die erste Hälfte des Buches befasst sich vor allem mit den Gefühlen, während im zweiten Teil das Denken im Vordergrund steht. In Hinblick auf die menschlichen Gefühle geht Leonhard von einer Schichtung aus, wobei er sich jedoch explizit vom Konzept Max Schelers und somit implizit auch von der Gefühlslehre Kurt Schneiders abgrenzt (► **Tab. 5.5**). Leonhard führt fünf verschiedenen Gefühlsarten auf, die sich vor allen durch ihre Auslöser unterscheiden:

- Die *Sinnesgefühle* werden unmittelbar durch einzelne Sinneswahrnehmungen hervorgerufen.
- Auch die *Instinktgefühle* gehen auf Sinneseindrücke zurück, wobei nicht die Einzelempfindungen, sondern eher das *Gesamterlebnis* ausschlaggebend ist.
- Die *Triebgefühle* werden hingegen durch *innere körperliche Zustände* ausgelöst.
- Die *assoziativen Gefühle* kommen durch *Verknüpfung* oder durch *Unterbrechung* von Gedankeninhalten zustande. Die Verknüpfung sorgt für ein Lustgefühl, die Unterbrechung hingegen für ein Unlustgefühl.

- Der Begriff der *mittelbaren Gefühle* ist schwerer zu fassen. Ausgangspunkt dieses Konzeptes ist die Tatsache, dass alle Gefühle in Form von Erinnerungen nachempfunden werden können. Leonhard spricht hier von mittelbaren Gefühlen bzw. Urteilsgefühlen, da diese *»nicht direkt entstehen, sondern durch einen Urteilsakt aus einem ursprünglichen Gefühl erzeugt werden«* (Leonhard 1972, 198). Diese können beispielsweise zwischen *Hoffnung* und *Befürchtung* schwanken und aufgrund eines solchen Wechselspiels von positiven und negativen Gefühlen zu einer *potenzierten Lust oder Unlust* führen.

Tab. 5.5: Gefühlsebenen nach Karl Leonhard

Gefühl	zugehörige Auslöser	Beispiele
Triebgefühle	körperliche Stoffwechselveränderungen	Beklemmung, Durchkältung, Überwärmung, Durst, Hunger, Übelkeit, Ermüdung, Langeweile, sexuelle Entbehrung, sexuelle Überreizung
Sinnesgefühle	Sinneswahrnehmungen	Kitzel- und Juckgefühle, Schmerzempfindungen, Wärme- und Kältegefühl
Instinktgefühle	Wahrnehmungs- bzw. Erlebniskomplexe	Gefühl des Ekels, Vergnügen am Saugen, Freude am Kosten, Gefühl der Furcht; Freude am Besitz, Gefühl des Stolzes, Gefühl des Hasses Mitleid, Mitfreude, Freude am Gedeihen; Gefühl der Zuneigung, Gefühl der Abneigung Gefühl der Empörung, Gefühl der Scham, Freude am Mitteilen Lustgefühle der sexuellen Zuwendung, der sexuellen Darbietung, der sexuellen Beherrschung, der sexuellen Unterstellung, der sexuellen Miterregung
assoziative Gefühle	gedankliche Vorgänge	Lustgefühl der Verknüpfung Unlustgefühl der Unterbrechung
mittelbare Gefühle	Abwechslung von positiven und negativen Gefühlen	Urteilsgefühl der Bejahung Urteilsgefühl der Verneinung

Im Weiteren beschäftigt sich Leonhard mit den *Trieben* und *Instinkten*. Er weist darauf hin, dass beide Begriffe häufig synonym verwendet werden, sich aber aufgrund ihres Auslösers unterscheiden. Im Falle der Triebe sind dies körperliche Zustände, bei den Instinkten hingegen komplexe Wahrnehmungs- und Erlebnisgestalten, die auf einzelnen Sinneseindrücken beruhen. Leonhard versucht, verschiedene Arten von menschlichen Trieben und Instinkten herauszuarbeiten (► **Tab. 5.6**). Einen Sonderfall stellen die sexuellen Triebe und Instinkte dar.

Tab. 5.6: Übersicht über menschliche Triebe und Instinkte

Triebe

- Lufthunger
- Wärmehunger
- Abkühlungstrieb
- Flüssigkeitshunger
- Nahrungshunger
- Mäßigkeitstrieb
- Ruhetrieb
- Erlebnishunger
- Sexualtrieb
- Sexualenthaltungstrieb

Instinkte

- Lebenserhaltungsinstinkte (Ekelinstinkt, Sauginstinkt, Nahrungsprüfungsinstinkt, Furchtinstinkt)
- egoistische Instinkte (Eigentumsinstinkt, Machtinstinkt, Kampfinstinkt)
- altruistische Instinkte (Beistandsinstinkt, Beglückungsinstinkt, Hegeinstinkt)
- Gruppierungsinstinkte (Anschlussinstinkt, Distanzierungsinstinkt)
- Gemeinschaftsinstinkte (Rechtsinstinkt, Einordnungsinstinkt, Mitteilungsinstinkt)
- sexuelle Instinkte (Zuwendungsinstinkt, Darbietungsinstinkt, Beherrschungsinstinkt, Unterstellungsinstinkt, Miterregungsinstinkt)

Der Schwerpunkt des zweiten Teils der *Biologischen Psychologie* liegt auf der Beschäftigung mit dem menschlichen Denken. Leonhard bemüht sich insbesondere darum, die hier auftretenden Kräfte herauszuarbeiten (▸ **Tab. 5.7**). Es lassen sich *intellektuellen Kräfte, Willenskräfte* und *Gefühlskräfte* unterscheiden. Diese teilen sich dann in verschiedene Unterformen auf, wobei es sich immer um zwei einander entgegengesetzte Kräftepaare handelt.

Tab. 5.7: Biologische Kräfte im Denken und Handeln

Gebiete	Kräfte	Erläuterungen
intellektuelle Kräfte	positive und negative Urteilskraft der Beziehung	Hervorhebung von Assoziationen Zurückdrängung von Nicht-Assoziiertem
	positive und negative Urteilskraft der Unterscheidung	Hervorhebung der Unterschiede Zurückdrängung des Gemeinsamen
Willenskräfte	Willenskräfte der Einschaltung und der Abschaltung	Aufgreifen des logischen Mittelpunktes Abschluss eines Gedankenganges
	positive und negative Willenskraft der Auswahl	Auswahl und Unterdrückung von wesentlichen Gedanken aufgrund von zugrundeliegenden Gefühlen
	Willenskräfte der Spannung und der Entspannung	Aufbau von affektiver Spannung Herstellung eines affektiven Ruhezustandes
	Willenskräfte der Sperrung und der Bahnung	Sperrung motorischer Abläufe Bahnung motorischer Abläufe

Tab. 5.7: Biologische Kräfte im Denken und Handeln – Fortsetzung

Gebiete	Kräfte	Erläuterungen
Gefühlskräfte	Gefühlskräfte der Bewusstseinseinengung und der Bewusstseinsausweitung	Bewusstseinseinengung bei Lust Bewusstseinserweiterung bei Unlust
	positive und negative Kraft der Gefühlsvermittlung	positive Vermittlung von Urteilsgefühlen negative Vermittlung von Urteilsgefühlen

Aufteilung der endogenen Psychosen

Die *Aufteilung der endogenen Psychosen* (Leonhard 2003) steht in einem engen Zusammenhang mit den eben dargestellten grundlegenden psychologischen Konzepten (Leonhard 1970). Leonhard stützt sich bei seiner Klassifikation der endogenen Psychosen (► **Tab. 5.8**) vor allem auf Verlaufs-, aber auch auf Familienuntersuchungen, die von ihm selbst oder seinen Mitarbeitern durchgeführt wurden. Hierbei lassen sich grundsätzlich fünf verschiedene Gruppen unterscheiden:

- Mit den *phasischen Psychosen* sind die affektiven Erkrankungen gemeint. Leonhard unterscheidet hier konsequent zwischen monopolar und bipolar verlaufenden Formen. Die phasischen Psychosen sind grundsätzlich mit einer günstigen Prognose verbunden, da es im Regelfall zu einer vollständigen Ausheilung der Symptomatik zwischen den einzelnen Phasen kommt.
- Aufbauend auf den Vorarbeiten von Wernicke und Kleist konzipierte Leonhard mit den *zykloiden Psychosen* eine eigenständige Gruppe von Erkrankungen, die sich durch ausgeprägte floride psychotischen Symptome auszeichnet, jedoch einen eher günstigen Verlauf mit einer Ausheilung ohne Defektzustände hat. Leonhard ist der Meinung, dass sich die zykloiden Psychosen fast immer aufgrund der psychopathologischen Querschnittsymptomatik von den Schizophrenien abgrenzen lassen. Die Schizophrenien sind im Gegensatz hierzu immer mit einem ungünstigen Verlauf in Form einer Defektbildung verbunden.
- Die *unsystematischen Schizophrenien* sind durch einen akuten Beginn und häufigen Remissionen charakterisiert. Im Gegensatz zu den zykloiden Psychosen kommt es jedoch auch hier schließlich zu recht spezifischen Residualzuständen.
- Die *systematischen Schizophrenien* zeichnen sich demgegenüber durch einen schleichenden Beginn, chronisch-progredienten Verlauf sowie schwere Residualzuständen aus

Die einzelnen Krankheitsbilder werden von Leonhard jeweils durch psychopathologische Beschreibungen und Kasuistiken illustriert. Aufgrund der jeweils sehr spezifischen Symptomatik lässt sich für Leonhard schon zu Krankheitsbeginn eine diagnostische Einordnung treffen. Da die einzelnen Krankheitsformen wiederum einen recht charakteristischen Verlauf zeigen, ist mit der Diagnose auch immer eine prognostische Aussage verbunden.

Tab. 5.8: Aufteilung der endogenen Psychosen bei Karl Leonhard

phasische Psychosen

- manisch-depressive Erkrankung
- reine Melancholie und reine Manie
- reine Depressionen (gehetzt, hypochondrisch, selbstquälerisch, argwöhnisch, teilnahmsarm) und reine Euphorien (unproduktiv, hypochondrisch, schwärmerisch, konfabulatorisch, teilnahmsarm)

zykloide Psychosen

- Angst-Glücks-Psychose
- erregt-gehemmte Verwirrtheitspsychose
- hyperkinetisch-akinetische Motilitätspsychose

unsystematische Schizophrenien

- affektvolle Paraphrenie
- Kataphasie (Schizophasie)
- periodische Katatonie

systematische Schizophrenien

- einfach-systematische Katatonien (parakinetische, manierierte, proskinetische, negativistische, sprechbereite, sprachträge)
- einfach-systematische Hebephrenien (läppische, verschrobene, flache, autistische)
- einfach-systematische Paraphrenien (hypochondrische, phonemische, inkohärente, phantastische, konfabulatorische, expansive)
- kombiniert-systematische Schizophrenien

Leonhard geht in der Tradition von Wernicke und Kleist davon aus, dass jedes Krankheitsbild auf einer Störung eines spezifischen funktionellen Systems beruht. So sieht er die reine *Melancholie* mit den Leitsymptomen *Gedrücktheit der Stimmung, psychomotorische Hemmung* und *Denkhemmung* in einem Übergewicht des sympathikusabhängigen vegetativen Nervensystems begründet. Die *reine Manie* mit den Leitsymptomen *Gehobenheit der Stimmung, Ideenflucht und psychomotorische Erregung* wird von Leonhard hingegen mit einer Überaktivität des Parasympathikus in Verbindung gebracht (Leonhard 1970).

Von konzeptuellem Interesse sind im Bereich der phasischen Psychosen vor allem die reine*n Depressionen* und die *reinen Euphorien*. Während Leonhard reine Melancholie und reine Manie als Störungen ansieht, bei denen nicht nur das *Gefühl*, sondern auch das *Denken und Wollen* betroffen sind, stellen für ihn die reinen Depressionen und Euphorien isolierte Gefühlserkrankungen dar. Die hierbei auftretenden charakteristischen psychopathologischen Symptome lassen sich jeweils aus einer spezifischen Störung einer bestimmten Gefühlsschicht ableiten (▸ Tab. 5.9). Jede dieser vier Gefühlsebenen kann in Form einer depressiven oder euphorischen Störung betroffen sein. Bei der manisch-depressiven Krankheit können nach Leonhard die verschiedenen Gefühlsschichten in einem wechselnden Muster betroffen sein, was häufig zu *Mischzuständen* oder auch *Teilzuständen* führt.

Tab. 5.9: Reine Depressionen und reine Euphorien

reine Depressionen	reine Euphorien	betroffene Gefühlsebene
gehetzte Depression	**unproduktive Euphorie**	Triebgefühle
qualvoll-depressiver Zustand ängstlicher Färbung, Unruhe, Gehetztheit	motivloses Wohlbefinden, glückliches Zufriedensein	
hypochondrische Depression	**hypochondrische Euphorie**	Sinnesgefühle
körperliche Missempfindungen, Entfremdungserlebnisse	körperliche Missempfindungen gehobene Stimmungslage	
selbstquälerische Depression	**schwärmerische Euphorie**	Instinktgefühle
Selbstvorwürfe, Selbstentwertungen, Angst um eigene Person und Angehörige	Ideen der Selbsterhöhung und Beglückung anderer, Schwärmerei und Ekstase	
argwöhnische Depression	**konfabulatorische Euphorie**	assoziative Gefühle
Beziehungsideen mit depressiven Inhalten, gedrückte und ängstliche Stimmung	phantastische Erzählungen bei gehobener Stimmungslage	
teilnahmsarme Depression	**teilnahmsarme Euphorie**	mittelbare Gefühle
subjektiv gedrückte Stimmung, Depersonalisationserleben	Gefühls- und Willensabschwächung bei gehobener Stimmung	

Eine wesentliche Rolle nimmt bei Leonhard das Konzept der *zykloiden Psychosen* ein, das er aufgrund des eher günstigen Verlaufes konsequent von den Schizophrenien abgrenzt. In funktioneller Hinsicht zeigt sich hier jedoch eine enge Verwandtschaft zu den *unsystematischen Schizophrenien*. So steht jeder der drei Formen der zykloiden Psychosen eine Form der unsystematischen Schizophrenien gegenüber, jeweils ein Erkrankungspaar auf dem Gebiet des Fühlens, des Denkens und der Psychomotorik lässt sich aufzählen (▸ **Tab. 5.10**). Dies erinnert an Wernickes Unterscheidung zwischen psychosensorischen, intrapsychischen und psychomotorischen Assoziationsbahnen (Wernicke 1906). Während bei den zykloiden Psychosen die Funktion lediglich graduell im Sinne einer Über- oder Unterfunktion gestört sind, liegt bei den unsystematischen Schizophrenien eine Parafunktion vor. Dies wird insbesondere bei der Unterscheidung zwischen Motilitätspsychose und periodischer Katatonie deutlich. Während die Motilitätspsychose durch Hyperkinesen und Akinesen geprägt ist, also eine quantitative Störung der Psychomotorik darstellt, kommt es bei der periodischen Katatonie zu Parakinesen, also qualitativen Veränderungen: »*Damit deutet sich der zerstörend Prozess der periodischen Katatonie an, der der Motilitätspsychose trotz mancher sonstiger Ähnlichkeit fehlt*« (Leonhard 2003, 109).

Tab. 5.10: Zykloide Psychosen und unsystematische Schizophrenien

gestörtes funktionelles System	zykloide Psychosen	unsystematische Schizophrenien
Gefühl	Angst-Glücks-Psychose	affektvolle Paraphrenie
Denken	erregt-gehemmte Verwirrtheitspsychose	Kataphasie
Psychomotorik	hyperkinetisch-akinetische Motilitätspsychose	periodische Katatonie

Die systematischen Schizophrenien werden von Leonhard als *Systemerkrankungen* angesehen, die sich durch die *Schärfe ihrer Symptomgestaltung* auszeichnen. Dies zeigt sich vor allem in den Endstadien der verschiedenen Erkrankungen, während sich zu Beginn noch viele akzessorische Symptome finden:

> »*Verstimmungszustände ängstlicher und euphorischer Färbung, Eigenbeziehungen, Sinnestäuschungen können den Beginn jeder Form von Schizophrenie auszeichnen und sind wohl Ausdruck einer unspezifischen Wirkung des Prozessgeschehens. Auch psychologisch verständliche Reaktionen aufgrund des subjektiv empfundenen Beginns geistiger Krankheit spielen eine Rolle. Katastrophenerlebnisse gehören hierher. Jede systematische Schizophrenie greift zentral in die Persönlichkeit ein; es ist nicht verwunderlich, wenn die im Beginn noch erhaltende Persönlichkeit in verschiedener Weise, besonders mit Verstimmungen und Erklärungsideen, auf den krankhaften Einbruch reagiert*« (Leonhard 2003, 120).

Leonhard unterscheidet grundsätzlich zwischen *katatonen*, *hebephrenen* und *paraphrenen* Formen, die sich wiederum in zahlreiche Unterformen aufteilen. Jeder dieser unterschiedlichen Erkrankungsformen liegt jeweils die Störung eines ganz spezifischen funktionellen Systems zugrunde (Leonhard 1970). Hierbei handelt es sich um Störungen der intellektuellen Kräfte, Willenskräfte und Gefühlskräfte (▶ Tab. 5.11). Neben den *einfach-systematischen Schizophrenien* werden von Leonhard auch *kombiniert-systematische Schizophrenien* aufgeführt, wobei die Kombinationen immer innerhalb der katatonen, hebephrenen und katatonen Formen bleiben.

Tab. 5.11: Psychopathologische Charakteristika und zugehörige Funktionsstörungen bei den systematischen Schizophrenien

Krankheiten	psychopathologische Charakteristika	gestörte Funktionen
katatone Formen		
parakinetische Katatonie	Parakinesen, Grimassieren, sprunghaftes Denken, Initiativverlust	Willenskraft der Einschaltung
manierierte Katatonie	Zwangsideen und Zwangshandlungen, Manieren	Willenskraft der Abschaltung
proskinetische Katatonie	Initiativmangel	Willenskraft der Sperrung

Tab. 5.11: Psychopathologische Charakteristika und zugehörige Funktionsstörungen bei den systematischen Schizophrenien – Fortsetzung

Krankheiten	psychopathologische Charakteristika	gestörte Funktionen
negativistische Katatonie	Negativismus, motorische Entäußerungen	Willenskraft der Bahnung
sprechbereite Katatonie	Mangel an Teilnahme, Vorbeireden	positive Willenskraft der Auswahl
sprachträge Katatonie	Halluzinationen, Antriebsarmut	negative Willenskraft der Auswahl
hebephrene Formen		
läppische Hebephrenie	affektive Abstumpfung, gereizte Verstimmungen, Antriebsminderung	positive Kraft der Gefühlsvermittlung
flache Hebephrenie	sorglos-zufriedene Stimmung, intermittierende Verstimmungen, Trugwahrnehmungen	negative Kraft der Gefühlsvermittlung
verschrobene Hebephrenie	Manieren, Zwangshandlungen, Stereotypien, Interessenverlust	Willenskraft der Entspannung
autistische Hebephrenie	Autismus, Antriebsmangel, Verstimmungen	Willenskraft der Spannung
paraphrene Formen		
hypochondrische Paraphrenie	unkonzentriertes Denken, Körperhalluzinationen, Stimmenhören, Erklärungsideen	Gefühlskraft der Bewusstseinseinengung
phonemische Paraphrenie	formalgedankliche Verschwommenheit, Phoneme, Gedankenlautwerden	negative Urteilskraft der Unterscheidung
inkohärente Paraphrenie	formalgedankliche Inkohärenz und »Verschmelzung«, Trugwahrnehmungen, affektive Abstumpfung	positive Urteilskraft der Beziehung
phantastische Paraphrenie	formalgedankliche Entgleisung, Größenideen, Trugwahrnehmungen, Körpersensationen	negative Urteilskraft der Beziehung
konfabulatorische Paraphrenie	bildhaftes Denken, Größenideen, Wahrnehmungstäuschungen, Konfabulationen	Gefühlskraft der Bewusstseinsausweitung
expansive Paraphrenie	formalgedankliche Vergröberung, Größenwahn, Lückenhalluzinationen	positive Urteilskraft der Unterscheidung

Akzentuierte Persönlichkeiten

Neben der Klassifikation der endogenen Psychosen liegt von Leonhard auch eine differenzierte Persönlichkeitstypologie vor (Leonhard 2000), die zwischen *akzentuierten* und *abnormen* Persönlichkeiten unterscheidet. So bemüht sich Leonhard zunächst darum, bestimmte *Wesenszüge* aufzuzeigen, »*die den Menschen so prägen, dass er dadurch als Persönlichkeit eindeutig aus dem Durchschnitt herausragt*« (Leonhard 2000, 37). Sind im individuellen Fall ein oder mehrere Wesenszüge recht ausgeprägt, so kann man von akzentuierten Persönlichkeiten sprechen. Leonhard hebt klar hervor, dass akzentuierte Persönlichkeiten nicht prinzipiell als pathologisch einzuordnen sind. Eine abnorme Persönlichkeit liegt erst dann vor, wenn ein besonders ausgeprägter Wesenszug zu Problemen führt: »*Als abnorme Persönlichkeiten sollte man nur diejenigen bezeichnen, die in einem Maße vom Durchschnitt abweichen, dass sie auch schon ohne ungünstige äußere Einwirkungen Schwierigkeiten haben, im Leben zurechtzukommen*« (Leonhard 2000, 18).

Leonhard unternimmt den Versuch, verschiedene Typen von akzentuierten Persönlichkeiten aufzuzeigen, wobei er sich auch ein umfangreiches kasuistisches Material stützt. Besonders eindrucksvoll sind auch die Beispiele von Schilderungen akzentuierter Persönlichkeiten in der Belletristik. So nimmt Leonhard beispielsweise immer wieder auf die Werke von Dostojewskij Bezug. Bei der Darstellung der akzentuierten Wesenszüge wird zwischen *Charakter* und *Temperament* unterschieden. So bestimmen die Charakterzüge »*vorwiegend die Art des Strebens und Form des Reagierens*«, während die Temperamentszüge für »*Tempo und Tiefe der Gefühlsreaktionen*« ausschlaggebend sind (Leonhard 2000, 93). Leonhard führt schließlich eine Reihe von akzentuierte Charakter- und Temperamentszüge auf (▸ **Tab. 5.12**), die sich in verschiedener Weise untereinander kombinieren können. Darüber hinaus werden noch die *extravertierten* und die *introvertierten* Wesensarten beschrieben.

Tab. 5.12: Akzentuierte Wesenszüge

Charakterzüge

- demonstrative Wesensart
- übergenaue Wesensart
- übernachhaltige Wesensart
- ungesteuerte Wesensart

Temperamentszüge

- hyperthyme Wesensart
- dysthyme Wesensart
- stimmungslabile Wesensart
- überschwängliche Wesensart
- ängstliche Wesensart
- emotive Wesensart

Zwischen den akzentuierten und abnormen Persönlichkeiten gibt es kontinuierliche Übergänge. Dies wird insbesondere bei den akzentuierten Charakterzügen deutlich. So können den verschiedenen akzentuierten Wesensarten jeweils zugehörige abnorme Persönlichkeiten gegenübergestellt werden (▸ **Tab. 5.13**) Bei den akzentuierten Temperamentszügen lassen sich ebenfalls fließende Übergänge zu den abnormen Persönlichkeiten und weiter zu den affektiven Krankheiten aufzeigen. So wird beispielsweise die *überschwängliche Wesensart* von Leonhard in Beziehung zur *Angst-Glücks-Psychose* gesetzt.

Tab. 5.13: Beziehung von akzentuierten und abnormen Persönlichkeiten

akzentuierte Wesensart	zugehörige abnorme Persönlichkeit
demonstrative Wesensart	hysterische Psychopathie
übergenaue Wesensart	anankastische Psychopathie
übernachhaltige Wesensart	paranoide Psychopathie
ungesteuerte Wesensart	epileptoide Psychopathie

Auch wenn Leonhard den akzentuierten Persönlichkeiten primär noch keinen Krankheitswert beimisst, weist er darauf hin, dass sich hieraus neurotische Entwicklungen ergeben können. Unter *Neurosen* versteht Leonhard *Fehlhaltungen aus abnormen psychischen Entwicklungen,* die sich unter der *Verarbeitung äußerer Geschehnisse* ergeben (Leonhard 1991). Im Gegensatz hierzu wird eine *Reaktion* als *Einzelantwort auf ein äußeres Geschehen* aufgefasst (Leonhard 1991). Leonhard führt eine Reihe von solchen *abnormen psychischen Entwicklungen* auf, wie zum Beispiel die *paranoische Entwicklung,* die *Zwangsneurose,* die *hypochondrische Neurose* oder die *hysterische Neurose.* Hierbei spielen jeweils bestimmte akzentuierte Persönlichkeitszüge eine wichtige Rolle.

Dieser Vorgang wird von Leonhard am Beispiel der *paranoischen Entwicklung* veranschaulicht. So kann es nach einem kränkenden Erlebnis zu einer Entwicklung kommen, bei der sich ein Mensch dauerhaft beeinträchtigt fühlt. Diesem Vorgang liegt wesentlich ein »*Ansteigen der Gefühle im Wechselspiel zwischen zwei Polen*« zugrunde, wobei es dann zu einer Potenzierung der ursprünglichen Gefühle kommt (Leonhard 1991, 53). Hierbei spielen dann auch zumeist *überwertige Ideen* eine wichtige Rolle. Voraussetzung für eine solche Entwicklung ist eine ganz bestimmte Persönlichkeitsstruktur: »*Höhere Grade der paranoischen Fehlhaltung kommen nur bei paranoiden oder wenigstens übernachhaltigen Persönlichkeiten zustande, bei denen die Affekte im Übermaß nachwirken*« (Leonhard 1991, 54). In ähnlicher Weise sind die Zwangsneurosen mit den übergenauen bzw. anankastischen Persönlichkeiten und die hysterischen Neurosen mit den demonstrativen bzw. hysterischen Persönlichkeiten verbunden. In Hinblick auf die von Leonhard herausgearbeitete paranoische Entwicklung finden sich durchaus Parallelen zu den Konzepten von Gaupp und Kretschmer (Gaupp 1920, Kretschmer 1918). Im Gegensatz zur »Tübinger Schule« hält Leonhard jedoch an der scharfen Unterscheidung von Prozess und Entwicklung im Sinne von Jaspers fest.

5.4 Wernicke-Kleist-Leonhard-Schule im Vergleich zur Heidelberger Psychopathologie

Die Wernicke-Kleist-Leonhard-Schule gilt als eine wesentliche Gegenströmung zur Psychopathologie im Sinne von Jaspers und Schneider. Dieser Gegensatz geht durchaus bereits auf Jaspers zurück, welcher die Ansätze von Wernicke als *Hirnmythologien* bezeichnet hatte (Jaspers 1913). Hierbei wird aber meist nicht beachtet, dass Jaspers auf der anderen Seite die psychopathologischen Beschreibungen Wernickes ausdrücklich gelobt hatte. Später wurde der Gegensatz zwischen den beiden Strömungen an den Arbeiten von Kleist und Schneider deutlich. Die psychopathologischen Konzepte der Wernicke-Kleist-Leonhard-Schule bauen wesentlich auf neuroanatomischen bzw. neurophysiologischen Modellvorstellungen auf, auch wenn diese oft spekulativ bleiben. Demgegenüber verlegen Jaspers und Schneider eine neurobiologische Fundierung der Psychopathologie in eine ferne Zukunft. So spricht Schneider ausdrücklich von einer *reinen Psychiatrie*, die psychopathologische Phänomene nicht in hirnanatomische Prozesse umsetzen kann (Schneider 1919).

Tatsächlich legten Kleist und Leonhard auf der einen Seite und Schneider auf der anderen Seite recht konträre Ansätze vor. So werden beispielsweise von Schneider im Bereich der endogenen Psychosen lediglich die Schizophrenie und die Zyklothymie aufgeführt, während insbesondere Leonhard eine Aufteilung in zahlreiche Formen und Unterformen vornimmt. Weiterhin verzichtet Schneider fast vollkommen auf die Berücksichtigung von Verlaufsaspekten bei der Konzeptualisierung seiner Erkrankungsformen, während bei Leonhard der Verlauf eine entscheidende Rolle spielt. Im Folgenden soll nun der Versuch unternommen werden, die Psychopathologie von Leonhard kurz aus der Perspektive von Jaspers zu betrachten. Jaspers hatte zwar im Briefwechsel mit Schneider die Psychopathologie von Kleist scharf kritisiert (Bormuth et al. 2016), sich jedoch nie explizit zu Leonhard geäußert. Umgekehrt nimmt Leonhard auch nur an wenigen Stellen auf Jaspers Bezug, sondern folgt zumeist Wernicke und Kleist. Dennoch finden sich Punkte, in denen eine konzeptuelle Überschneidung der grundlegenden Gedanken von Jaspers zu den konkreten Ansätzen von Leonhard deutlich wird.

Bedeutung der verstehenden Psychopathologie bei Karl Leonhard

Jaspers sprach sich seinerzeit für einen Methodendualismus in der Psychiatrie aus und unterschied zwischen den Methoden einer objektiven und einer subjektiven Psychopathologie (Jaspers 1913). Hierbei wurden von ihm insbesondere die Methoden der subjektiven Psychopathologie (statisches und genetisches Verstehen) herausgearbeitet. Die Methoden der verstehenden Psychopathologie kommen nun bei Leonhard in einem nicht unerheblichen Ausmaß zur Anwendung, ohne dass dieser jedoch explizit darauf hinweist.

Deutlich wird dies am Beispiel der *paranoischen Entwicklung*, deren Genese Leonhard aus einem Wechselspiel von Anlagefaktoren in Form von akzentuierten Persönlichkeitsmerkmalen auf der einen Seite und äußeren Erlebnissen auf der anderen Seite anschaulich beschreibt (Leonhard 1991). Hier wird, ähnlich wie dies bereits zuvor bei Kretschmer mit dem Konzept des sensitiven Beziehungswahns erfolgte (Kretschmer 1918), eine psychopathologisch verständliche Persönlichkeitsentwicklung im Sinne von Jaspers aufgezeigt (Jaspers 1913). Im Gegensatz zu Kretschmer hält Leonhard an der von Jaspers getroffenen Unterscheidung zwischen Prozess und Entwicklung fest. So findet sich bei Leonhard die Paranoia auch nicht als eigenständige Krankheitseinheit, sondern wird entweder den *paranoischen Entwicklungen* oder den endogenen Psychosen in Form der *affektvollen Paraphrenie* zugeordnet (Leonhard 1991).

Aber auch innerhalb der endogenen Psychosen wird von Leonhard immer wieder auf die Methoden der verstehenden Psychopathologie Bezug genommen. So spielt es beispielsweise für Leonhard bei der Unterscheidung zwischen der Angst-Glücks-Psychose und der affektvollen Paraphrenie eine wesentliche Rolle, ob paranoide Ideen aus dem Affekt ableitbar sind oder nicht (Leonhard 2003). Genau die Beachtung dieses Aspektes hatte Jaspers bei seiner Differenzierung zwischen echten Wahnideen und wahnhaften Ideen gefordert (Jaspers 1913). Auch an anderen Stellen bemüht sich Leonhard immer wieder herauszuarbeiten, wie die verschiedenen Symptome auseinander hervorgehen und miteinander in Beziehung stehen.

Anwendung des Typuskonzeptes bei Karl Leonhard

Auf der Grundlage der Vorarbeiten von Max Weber wurde von Jaspers das Typuskonzept in die Psychopathologie eingeführt. Jaspers sprach sich dafür aus, auf der Grundlage von Verlaufsuntersuchungen eine differenzierte Typologie der Psychosen zu erarbeiten (Jaspers 1913). Diese Forderung wurde jedoch von Schneider nicht umgesetzt, obwohl sich dieser der Forschungsrichtung von Jaspers sehr verpflichtet fühlte (Bormuth et al. 2016). Schneider begnügte sich mit einer Unterscheidung zwischen Schizophrenie und Zyklothymie, auf Verlaufsaspekte legte er keinen Wert (Schneider 2007). Leonhard entwirft hingegen eine sehr differenzierte Typologie der endogenen Psychosen, die sich vor allem auf Verlaufsaspekte stützt (Leonhard 2003). Hier wird mit Hilfe eines umfangreichen kasuistischen Materials versucht, die jeweiligen psychopathologischen Charakteristika herauszuarbeiten. Dies ist sicherlich mit den Forderungen von Jaspers in Einklang zu bringen, auch wenn dieser die von Leonhard zugrunde gelegten theoretischen Konzepte wahrscheinlich abgelehnt hätte.

5.5 Weiterführung der Wernicke-Kleist-Leonhard-Schule

Mit seinen Wechsel an die Charité in Ost-Berlin nahm Leonhard eine Außenseiterposition in der deutschsprachigen Psychiatrie ein. An der Charité wurden seine Konzepte auch zunächst weitergeführt, wobei in diesem Zusammenhang vor allem Klaus-Jürgen Neumärker zu nennen ist, den Leonhard 1966 an seine Klinik holte. Eine Weiterführung der Konzepte der Wernicke-Kleist-Leonhard-Schule erfolgte dann in den späten 1980er und vor allen in den 1990er Jahren in der Würzburger Klinik unter der Leitung von Helmuth Beckmann. Die dort betriebenen Forschungsbemühungen zielten vor allem auf eine Verbindung der psychopathologischen Konzepte mit neurobiologischen Forschungsansätzen ab. Neben bildgebenden Untersuchungen zu bestimmten Krankheitsgruppen, beispielsweise den zykloiden Psychosen (Franzek et al. 1998), sind hierbei insbesondere auch molekulargenetische Untersuchungen erwähnenswert. So wurde beispielsweise für die periodische Katatonie ein Suszeptibilitätslocus auf Chromosom 15q15 beschrieben (Stöber et al. 2000). Schließlich ist noch auf die Wernicke-Kleist-Leonhard Gesellschaft hinzuweisen, die ihren Sitz in der Würzburger Universitätsklinik hat und regelmäßig Kongresse veranstaltet. Über die Gesellschaft können auch Bücher von Karl Leonhard bezogen werden, die nicht mehr im Buchhandel erhältlich sind.

Darüber hinaus sind die Konzepte der Wernicke-Kleist-Leonhard-Schule auch für neurobiologische Forschungsansätze von Bedeutung, wenn dort von Störungen unterschiedlicher funktioneller Systeme ausgegangen wird. Hier sind beispielsweise die Arbeiten der Berner Arbeitsgruppe um Werner Strik zu nennen (Strik et al. 2010; Strik und Dierks 2011).

6 Gestaltpsychologischer Ansatz bei Klaus Conrad

6.1 Kritik an der Assoziationspsychologie

Klaus Conrad wurde 1905 in Reichenberg (Tschechien) geboren. Nach seinem Medizinstudium war er zunächst als Assistenzarzt in Wien und Magdeburg tätig. Anschließend beschäftigte er sich in München am Kaiser-Wilhelm-Institut vor allem mit Fragen der Genetik bei Epilepsien. Ab 1939 war er bei Ernst Kretschmer als Oberarzt in Marburg tätig. 1948 wurde er auf den Lehrstuhl für Psychiatrie und Neurologie an die Saar-Universitär berufen, 1958 wurde er Lehrstuhlinhaber und Klinikdirektor in Göttingen. Im Jahre 1961 war Conrad als Direktor des Max-Planck-Institutes in München vorgesehen. Er starb im gleichen Jahr in Göttingen, so dass er diese Position nicht antreten konnte.

Conrad bemühte sich unter anderen darum, gestaltpsychologische Ansätze in die Psychiatrie einzuführen. Die Gestaltpsychologie geht davon aus, dass psychische Phänomene komplexe Ganzheiten bilden, die nicht allein aus der Analyse der zugrunde liegenden Elemente erfasst werden können. Conrads Hauptwerk ist das erstmals 1959 erschienene Buch mit dem Titel *Die beginnende Schizophrenie. Versuch einer Gestaltanalyse des Wahns* (Conrad 2002). Hierbei stellt er zunächst fest, dass sich die Psychiatrie in einer Krise befindet. So stehen sich laut Conrad die naturwissenschaftlich geprägte Psychiatrie und die psychoanalytische bzw. phänomenologische Richtung einander gegenüber, ohne dass eine Synthese gelingt. Diese Problematik geht, so Conrad, letztlich auf Jaspers zurück, der in seinem Methodendualismus zwischen dem Erklären auf der einen und dem Verstehen auf der anderen Seite unterschieden hatte. Conrad verfolgt hingegen das Ziel, diese beiden Methoden miteinander zu verbinden.

Hierbei greift Conrad zunächst die Assoziationspsychologie im Sinne von Wilhelm Wundt (1832–1920) scharf an, »*deren letztes Ziel es war, Psychisches in seine Grundfunktionen und Grundelemente zerlegen zu wollen*« (Conrad 2002, VI). Aber auch die auf Jaspers aufbauende Psychopathologie habe den Elementarismus der Assoziationspsychologie nicht überwinden können. Auch sie habe sich auf ein reines Aufzählen der Symptome beschränkt, »*die beziehungslos nebeneinander stehen, ohne dass auch nur der Versuch einer psychologischen Deutung gemacht wurde*« (Conrad 2002, 4). Conrad geht hier durchaus hart mit Jaspers ins Gericht:

> »*Ein ermüdendes Aufspalten der Phänomene des Wahns in Wahnwahrnehmungen, -einfälle, -vorstellungen, -bewusstheiten usw., so als wären Wahrnehmungen und Vorstellungen, Einfälle und Bewusstheiten scharf trennbare Elementarfunktionen, in die*

> *notwendig die Phänomene des Wahns zerlegbar sein müssten, tat das Übrige«* (Conrad 2002, 5).

Eine Alternative zur elementaristisch geprägten Assoziationspsychologie stellt für Conrad die Gestaltpsychologie dar, wobei er sich insbesondere auf Kurt Lewin (1890–1947) beruft. Das Ziel ist, die auftretenden Phänomene *»gänzlich ohne Hinblick auf Existenz, Weltentwurf oder Dasein, also ohne die geringsten anthropologischen Ansprüche«* zu untersuchen (Conrad 2002, 6). Conrad grenzt sich klar von den Bemühungen der anthropologischen Psychiatrie ab. So wird die von ihm angewandte Methode auch als Gestaltanalyse bezeichnet, was den Unterschied zur Daseinsanalyse verdeutlichen soll: *»Wir bezeichnen die Form eines solchen analytischen Bemühens als Gestaltanalyse. Denn alles Erlebte ist gestaltet und die Analyse phänomenaler Tatbestände ist immer Analyse von Gestaltungen«* (Conrad 2002, 7).

Conrad verfolgt nun das Ziel, die Methode der Gestaltanalyse auf die Schizophrenie anzuwenden. Es geht ihm vor allem darum, die *Phasengesetzlichkeit innerhalb des einzelnen schizophrenen Schubes* herauszuarbeiten und auf diese Weise die dabei auftretenden Symptome zu ordnen:

> *»Unser letztes Ziel sollte immer sein, an die Stelle der Unverbundenheit der schizophrenen Symptome, ebenso auch der schizophrenen Verlaufsgestalten, einen Strukturzusammenhang setzen zu lernen, der uns das Gesamtgeschehen unter einheitlichen Gesichtspunkten begreifen lässt«* (Conrad 2002, 8).

6.2 Gestaltanalyse am Beispiel des Wahns

Conrad legte 1959 eine umfangreiche psychopathologische Untersuchung vor, die auf einem Kollektiv von Soldaten basiert, die in den Jahren 1941 und 1942 aufgrund erstmals aufgetretener schizophrener Krankheitsepisoden in einem Heimatlazarett aufgenommen wurden. Hier wird der Versuch unternommen, die psychopathologischen Erlebnisweisen von Patienten während eines *schizophrenen Schubes* eingehend zu beschreiben (Conrad 2002). Auf diese Weise kommt Conrad zu einem Modell, das aus fünf verschiedenen Phasen besteht:

- Trema
- Apophänie
- Apokalypse
- Konsolidierung
- Residualzustand

Conrad bemüht sich, die auftretenden psychopathologischen Phänomene mit Hilfe dieser Konzepte in eine sinnvolle Ordnung zu bringen. Unter Bezugnahme auf das umfangreiche kasuistische Material werden die einzelnen Phasen eingehend beschrieben. Im Vordergrund steht die Beschäftigung mit dem Wahn.

Trema, Apophänie und Apokalypse

Zunächst soll auf die ersten drei Phasen (Trema, Apophänie, Apokalypse) näher eingegangen werden (▶ **Tab. 6.1**). Mit dem *Trema* ist ein recht charakteristischer *Spannungszustand* gemeint, der häufig zu Beginn der Erkrankung auftritt. Hier kommt es zunächst vor allem zu affektiven Veränderungen mit Symptomen wie Angst, Depression und Schuldgefühlen. Dies kann dann durchaus den Charakter einer endogenen Depression annehmen. Im Weiteren können dann auch Misstrauen und Wahnstimmung auftreten. Dem Trema liegt in der Terminologie der Gestaltpsychologie eine gesteigerte *Bodenaffektivität*, d. h. eine Erhöhung der *Ausgangsspannung* zugrunde. Bereits in dieser frühen Phase der Erkrankung kommt es zu einem *Verlust an Freiheit.*

Tab. 6.1: Charakteristika von Trema, Apophänie und Apokalypse

Trema

- unsinnige Handlungen
- initiale Depression
- Misstrauen
- Wahnstimmung

Apophänie

- Apophänie des Angetroffenen (Außenraum)
- Wahnwahrnehmung
- Bekanntheits- und Entfremdungserleben
- Omnipotenzerleben
- Zeitstruktur und Gestimmtheiten
- Anastrophé
- Apophänie des Vergegenwärtigten (Innenraum)
  - Eingebung
  - Gedankenausbreitung
  - Gedankenlautwerden
- Denkgefüge
- Körpersensationen

Apokalypse

- Beginn der katatonen Phase
- deduktive Ableitung
- Erlebnisbruchstücke

In der *apophänen* Phase kommt es in Folge einer tiefgreifenden Veränderung der Wahrnehmung zu einem *abnormen Bedeutungserleben.* Conrad sieht hier die Notwendigkeit, für diesen auf Jaspers zurückgehenden Begriff den neuen Terminus der *Apophänie* einzuführen. Die Apophänie stellt den Kern des schizophrenen Erlebens dar. Conrad beschreibt ganz charakteristische Veränderungen, die durch einen schrittweisen Übergang der *epikritischen* in eine *protopathische* Wahrnehmung gekennzeichnet sind. Aus dieser veränderten Wahrnehmung von Gestalten lassen sich alle weiteren Symptome ableiten. Conrad unterscheidet hier zwischen dem *Angetroffenen (Außenraum)* und dem *Vergegenwärtigtem (Innenraum)*. Im ersten Fall kommt es zu einer apophänen Veränderung der Wahrnehmung der Umwelt. Sie ist auch oft mit Wahnwahrnehmungen verbunden. Der Patient hat den Eindruck, dass sich alles um ihn dreht. Conrad geht hierbei von einer schrittweise ablaufenden Entwicklung aus und spricht explizit von *Gradunterschieden* der Wahnwahrnehmung. So kommt es letztlich zu einer stufenweise ablaufenden Entwicklung vom *bloßen vagen Bedeutungsbewusstsein* über das *Erlebnis des Gestellten* bis hin zur voll ausgeprägten *Wahnwahrnehmung* (▸ **Abb. 6.1**)

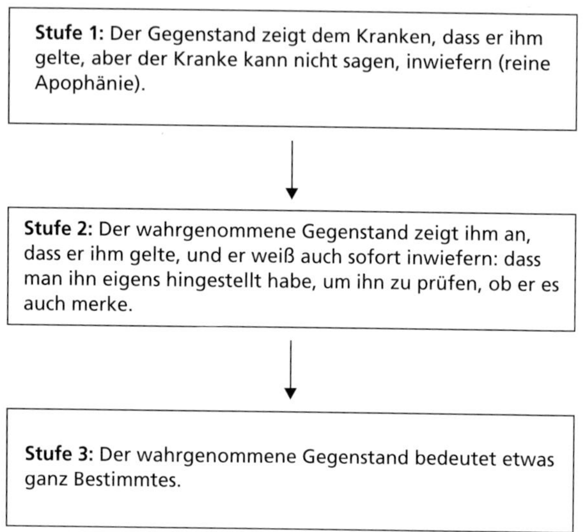

Abb. 6.1: Stufen der Wahnwahrnehmung

Eng verbunden mit der Wahnwahrnehmung ist das Phänomen der Personenverkennung. Conrad spricht hier auch von *Bekanntheits- und Befremdungserlebnissen*. Ähnlich wie bei der Wahnwahrnehmung kommt es auch hier zu einem *Vorherrschen der Wesenseigenschaften in der Wahrnehmung*, die ein genaues Wiedererkennen oder Unterscheiden von Personen unmöglich macht. Die in der Apophänie auftretenden Phänomene sind für den Patienten oft mit dem *Erlebnis der Omnipotenz* verknüpft. Anschließend führt Conrad den wichtigen Begriff der *Anastrophé* ein, mit dem er die *Rückwendung* der Person auf sich selbst bzw. die *Gefangenschaft im eigenen Ich* bezeichnet. So ist der Patient im apophänen Erleben nicht mehr zu einem *Überstieg* im Sinne einer *kopernikanischen Wendung* fähig. Apophänie und Ansatrophé gehören für Conrad eng zusammen, sie sind gleichsam zwei Seiten derselben Medaille (▸ **Abb. 6.2**). Conrad bringt dies in einem kurzen Satz klar zum Ausdruck: »*Immer wo apophänes Erleben besteht, muss sich gleichzeitig das Ich anastroph verändern*« (Conrad 2002, 80).

Apophänie
Veränderung der Welt und ihrer Gegenstände in ihrer Beziehung zum Subjekt
Anastrophé
Erlebnis, alles drehe sich um das eigene Ich

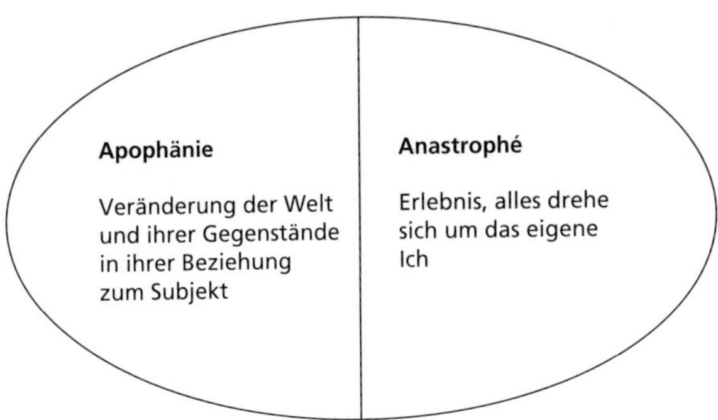

Abb. 6.2: Apophänie und Anastrophé

Das apophäne Erleben kann nicht nur den Außenraum, sondern auch den Innenraum betreffen. Hierdurch sind Phänomene wie Eingebung, Gedankenausbreitung und Gedankenlautwerden zu erklären. Auch hier handelt es sich im Wesentlichen um graduelle Unterschiede innerhalb eines einheitlichen Vorgangs. Die Apophänie des Innenraumes kann schließlich zum Symptom des Stimmenhörens führen, welches sehr eng mit dem Gedankenlautwerden und der Gedankeneingebung verbunden ist. So zeigt Conrad beispielsweise, »*wie aus dem Erlebnis der eingegebenen Gedanken schließlich die »vorgesprochenen« Stimmen werden, die Befehle und Drohungen aussprechen*« (Conrad 2002, 95). Auch die *Körpersensationen* können letztlich als den Innenraum betreffende apophäne Erlebnisweisen angesehen werden. Schließlich kommt es in der apophänen Phase auch zu Veränderungen der Stimmung sowie des formalen Denkens.

Die Phase der *Apokalypse* ist durch einen Gestaltzerfall charakterisiert. Klinisch stehen katatone Phänomene im Vordergrund, d. h. Störungen der Psychomotorik. Es sind aber auch Symptome wie Angst oder gehobene Stimmung zu beobachten. Die Handlungen der Betroffenen erscheinen oft unverständlich. Deshalb ist es auch schwierig, das Erleben der Betroffenen zu erfassen:

> »*Wir haben einen erregten oder apathischen Menschen vor uns, der unzusammenhängende, unverständliche oder überhaupt keine spontanen Äußerungen von sich gibt, der auf Fragen nicht sinnentsprechend antwortet, sodass man nicht einmal weiß, ob die Äußerung als Antwort auf die Frage zu verstehen ist oder nicht, vielleicht mit ihr nur zufällig koinzidiert*« (Conrad 2002, 104 f.).

Conrad bemüht sich aus diesem Grund um eine *deduktive Ableitung* der hier auftretenden Erlebnisweisen. So kommt er zur Annahme, »*dass das katatone Erleben dem Traumerleben außerordentlich ähnlich ist*« (Conrad 2002, 111). Die Erlebnisweisen beziehen sich hier insbesondere auch auf den Leib, woraus sich für Conrad dann die Störungen der Psychomotorik ableiten lassen: »*Viele katatone Haltungs- und Bewegungsstereotypien erklären sich aus einer solchen apokalyptisch veränderten Leiblichkeit*« (Conrad 2002, 111). Schließlich versucht Conrad noch, einzelne Erlebnisbruchstücke dieser Phase zu analysieren. Hierbei hebt er heraus, dass apokalyptisches Erleben eine Vertiefung des apophänen Erlebens darstellt.

Konsolidierung und Residualzustand

Nach der Schilderung von Trema, Apophänie und Apokalypse bemüht sich Conrad darum, die Phase der *Konsolidierung* näher zu untersuchen. Er führt aus, dass im Falle von schubförmig verlaufenden Psychosen die bisher aufgetretenen Phasen in umgekehrter Reihenfolge durchlaufen werden. Nach Abklingen der Apokalypse kommt es zur Apophänie, bei Abklingen der Apophänie zum Trema:

> *»Ebenso wie auf dem Weg zum Kulminationspunkt die apophäne Phase durchlaufen werden musste, bis die apokalyptische erreicht wurde, so muss auch auf dem rücklaufenden Weg wieder apophänes Erleben durchlaufen werden. Im Jargon der Klinik heißt dies: Zur katatonen Psychose wird immer eine kurze paranoide Erlebnisphase durchschritten, die auch nach Lösung katatoner Psychosen wieder erscheint, bis es zu einem Abbau des Wahns kommt«* (Conrad 2002, 160).

Darüber hinaus spielen viele *psychogene Mechanismen* der Krankheitsverarbeitung eine Rolle.

Im Zuge der Konsolidierung kommt es jedoch in vielen Fällen zu einer dauerhaften Veränderung in Form eines *Residualzustandes*. Dieser Zustand ist vor allem durch eine Willensschwäche gekennzeichnet. So sind zumeist Antrieb und Konzentration vermindert, die Patienten leiden unter einer Entschlussunfähigkeit. Conrad spricht auch von einem *Verlust der Spannkraft* und wählt schließlich den Begriff der *Reduktion des energetischen Potentials*, um diesen Residualzustand zu bezeichnen. An dieser Stelle greift er wieder explizit auf die gestaltpsychologischen Konzepte von Lewin zurück. Für Conrad kommt es bereits während der vorherigen Phasen zu diesem Potentialverlust (▸ **Abb. 6.3**) Dieser Vorgang erfolgt meist schleichend und ist aufgrund der anderen im Vordergrund stehenden Symptome zunächst oft kaum erkennbar. Die Ausprägung dieses Residualzustandes steht jedoch nicht unmittelbar mit der Schwere der vorangegangenen psychotischen Symptomatik in Zusammenhang.

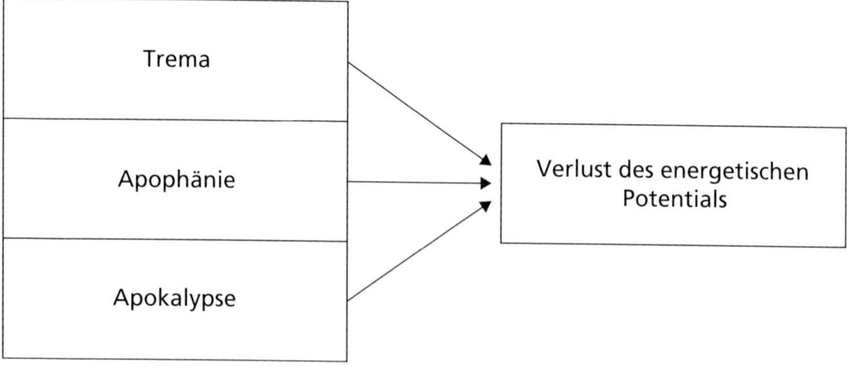

Abb. 6.3: Verlust des energetischen Potentials als Folge der Psychose

Verlaufstypen schizophrener Psychosen

Auf der Grundlage seiner gestaltpsychologischen Untersuchungen bemüht sich Conrad schließlich darum, eine Verlaufstypologie schizophrener Psychosen aufzustellen. Hierbei lehnt er die klassische auf Kraepelin zurückgehende Einteilung in paranoide, hebephrene und katatone Formen ab (Kraepelin 1899). Somit grenzt er sich auch klar von Leonhard ab, der von zahlreichen verlaufsstabilen Formen und Unterformen der schizophrenen Psychosen ausgeht (Leonhard 2003). Conrad sieht vielmehr im Gegensatz zu Leonhard und Kraepelin *»das katatone phänomenologisch als Steigerungsstufe des paranoiden Erlebens«* an (Conrad 2002, 160). So kommt er zu einer Verlaufstypologie, die zunächst zwischen Schub- und Prozessformen unterscheidet:

- Die *Schübe* zeichnen sich dadurch aus, dass abgesehen von einem leichten Residualzustand die Symptomatik vollständig ausheilt. Da es während jeder Psychose zu einem Verlust des energetischen Potentials kommt, lässt jeder Schub ein leichtes Residuum zurück.
- Bei den *Prozessformen* kommt es hingegen zu keiner vollständigen Konsolidierung. Den Grund hierfür sieht Conrad in einem erheblichen Verlust des energetischen Potentials, welcher eine Konsolidierung verhindert.

Die Schubformen machen im Patientenkollektiv von Conrad 58 %, die Prozessformen hingegen 42 % aus. Je nachdem, welche Stufe des Gestaltwandels in beiden Fällen erreicht wird, kommt es zu unterschiedlichen Formen (▸ **Tab. 6.2**). Wird beispielsweise lediglich das Trema durchlaufen und klingt der Schub wieder ab, entsteht das klinische Bild einer Angstpsychose. Wird das Trema durchlaufen und bleibt der Prozess auf dieser Stufe stehen, entsteht das Bild einer Dementia simplex. Bei der Hebephrenie wird hingegen, zumeist noch im Jugendalter, kurz die apohäne Phase durchlaufen, der Prozess bleibt aber dann auf der Stufe des Trema stehen. Der paranoiden Schizophrenie liegt ein dauerhaftes apophänes Erleben zugrunde, bei der katatonen Schizophrenie persistiert die apokalyptische Phase. Conrad macht deutlich, dass er die verschiedenen Formen der schizophrenen Psychosen als *quantitative Varianten* auffasst. Die auftretenden Unterschiede sind für ihn vor durch den Ausmaß des Verlustes an energetischem Potential bedingt. Dieser Potentialverlust wird als einheitliche Grundlage der Schizophrenien angesehen.

Tab. 6.2: Verlaufstypologie schizophrener Psychosen bei Conrad

Stufe des Gestaltwandels	Schub	Prozess
Trema	Angstpsychose	Dementia simplex
Apophänie	Beziehungspsychose	Hebephrenie paranoide Schizophrenie
Apokalypse	schizophrener Schub	katatone Schizophrenie

6.3 Folgerungen für die psychiatrische Nosologie und Diagnostik

Die gestaltpsychologischen Konzepte, die Conrad am Beispiel der Schizophrenie ausführt, sind auch mit nosologischen Überlegungen verbunden. So lehnt Conrad es ab, schizophrene Psychosen in feste abgegrenzte Subtypen zu unterteilen. Er vertritt vielmehr die Ansicht, dass beispielsweise vor und nach jeder katatonen Phase ein paranoides Stadium durchlaufen wird. Katatone Phänomene stellen somit eine Steigerungsstufe des paranoiden Erlebens dar. Auch eine scharfe Trennung von Schizophrenie und manisch-depressiven Erkrankungen wird von Conrad abgelehnt. Er weist in diesem Zusammenhang darauf hin, dass es bei schizophrenen Psychosen im Stadium des Tremas häufig zu ausgeprägten depressiven oder manischen Symptomen kommt. Insbesondere die Einteilung der Psychosen von Leonhard wird von Conrad scharf angegriffen, die er für völlig willkürlich hält (Conrad 1958). Auch der Unterschied zwischen exogener und endogener Psychose wird von Conrad letztlich aufgelöst, da er zwischen den organisch begründbaren Psychosen und dem Residualzustand der Schizophrenie keinen phänomenologischen Unterschied sieht (Conrad 2002).

So geht Conrad auch mit der damaligen Diagnosepraxis hart ins Gericht. Die psychiatrische Diagnostik ist, so Conrad, völlig beliebig und deshalb auch belanglos geworden. Um dies zu veranschaulichen, führt er seine Leser auf eine virtuelle Reise durch die damalige deutschsprachige Hochschulpsychiatrie:

> *»Der Fall eines Beziehungswahns bei Verstimmung nach einer Entlobung bei einer Frau mit Struma würde vielleicht – ich übertreibe hier absichtlich in unerlaubter Weise – in Göttingen als beginnender schizophrener Schub diagnostiziert, während er in Tübingen mehrdimensional als sensitiver Beziehungswahn bei schizoider Konstitution und Basedowoid, aufgefasst würde, in Heidelberg vielleicht als Untergrunddepression, in Berlin-Ost als 'affektvolle Paraphrenie ' im Sinn einer scharf definierbaren heredodegenerativen Einheit, in Zürich als endokrine Psychose bei Schilddrüsenerkrankung, in Bonn als paranoid gefärbte endoreaktive Dysthymie, in Hamburg als zyklothyme Depression mit paranoiden Wahneinlagen und in Frankfurt als Folge einer gestörten Daseinsordnung, also als Form des Scheiterns auf dem Lebensweg«* (Conrad 1958, 489).

Conrads Überlegungen führen letztlich zu einem einheitspsychotischen Modell mit einem eher dimensionalen Ansatz. Dieser wurde jedoch von ihm, auch bedingt durch seinen frühen Tod, nicht mehr weiter ausgeführt.

6.4 Primat von naturwissenschaftlichen Ansätzen

Mit der Gestaltanalyse des Wahns legt Conrad eine sehr eindrucksvolle psychopathologische Untersuchung vor. Interessant ist hierbei aber, dass er immer wieder aufgrund von psychopathologischen Phänomenen auf ein mögliches organisches

Korrelat der schizophrenen Psychosen schließt. So wird beispielsweise darauf hingewiesen, dass die in der apophänen Phase häufig auftretende Personenverkennung auch bei Erkrankungen mit einem fassbaren hirnorganischen Korrelat vorkommt. Ebenso wird der schrittweise ablaufende Gestaltwandel im Rahmen der verschiedenen Phasen der Schizophrenie in Verbindung mit Symptomen gebracht, die bei Hirnschädigungen auftreten. Vor allem sieht Conrad aber zwischen dem bei schizophrenen Psychosen auftretenden Verlust des energetischen Potentials und dem stirnhirnbedingten Antriebsverlust eine Analogie. Diese Argumentation ähnelt in gewisser Weise der von Schneider, der ebenfalls aufgrund von psychopathologischen Phänomenen auf das Vorhandensein eines organischen Korrelats schließt (Schneider 2007). Einen solchen Schluss hätte Jaspers hingegen abgelehnt und von einem *somatischen Vorurteil* gesprochen (Jaspers 1913).

So wird von Conrad ein *einheitliches physiopathologisches Geschehen* postuliert, das den schizophrenen Psychosen zugrunde liegt. Er fordert am Schluss seiner gestaltanalytischen Untersuchungen dazu auf, nach diesem organischen Substrat zu suchen. Auf diese Weise wird der Wert einer auch von ihm eindrucksvoll vorgelegten psychopathologischen Forschung stark in Frage gestellt:

> *»Die Hoffnung, das physiopathologische Substrat des schizophrenen Prozesses zu finden und die Leidenschaft, es zu suchen, darf durch den Misserfolg nicht nachlassen. Philosophische und anthropologische Versuche sind so lange wertvolle Bereicherungen, solange sie die Bemühungen um eine physiopathologische Lösung des Problems nicht lähmen. Tun sie dies, bedeuten sie eine Gefahr. Denn das Problem Schizophrenie ist für die Medizin kein philosophisches, sondern ein physiopathologisches Problem«* (Conrad 2002, 140).

Diese Worte können nicht anders als im Sinne eines Abgesanges der Psychopathologie zugunsten von neurobiologischen Forschungsansätzen interpretiert werden.

Auch wenn auf Conrad keine »psychopathologische Schule« zurückgeht, übten seine Gedanken einen immensen Einfluss auf die weitere Entwicklung von Psychiatrie und Psychopathologie aus. Dies gilt vor allem für die neurobiologisch orientierte Forschungsrichtung, die sich hinsichtlich ihrer Legitimation durchaus auf Conrad berufen kann. Trotz seines frühen Todes im Jahre 1961 wirkten seine Ansätze bis in das beginnende 21. Jahrhundert hinein. Dies trifft besonders für die psychopathologischen Konzepte von Werner Janzarik und Gerd Huber zu.

7 Psychopathologie in der Nachfolge von Kurt Schneider und Klaus Conrad

7.1 Strukturdynamik von Werner Janzarik

Bei der Darstellung der historisch wichtigen Konzepte der Psychopathologie sind wir nun bereits mit Klaus Conrad und vor allem mit Karl Leonhard weit in der zweiten Hälfte des 20. Jahrhunderts angekommen. Im Folgenden soll nun auf zwei Ansätze näher eingegangen werden, die gleichsam die Brücke zum 21. Jahrhundert bilden. Es handelt sich hierbei um die Arbeiten von Gerd Huber und Werner Janzarik, die beide zunächst Schüler von Kurt Schneider in Heidelberg waren. Insbesondere bei Janzarik, aber auch bei Huber, ist darüber hinaus auch der Einfluss von Conrad zu erkennen.

Werner Janzarik wurde 1920 in Zweibrücken (Saarland) geboren. Nach dem Medizinstudium war er bei Schneider in der Heidelberger Klinik tätig. Anschließend wechselte er nach Mainz und wurde dort schließlich Leiter der Abteilung für forensische Psychiatrie. 1973 wurde er auf den Heidelberger Lehrstuhl für Psychiatrie berufen, den er verbunden mit der Leitung der dortigen Klinik bis zu seiner Emeritierung im Jahre 1988 innehatte.

Grundlagen der Strukturdynamik

Janzariks Name ist eng mit dem Konzept der Strukturdynamik verbunden, das von ihm seit den 1950er Jahren schrittweise entwickelt wurde. Eine zusammenfassende Darstellung der Strukturdynamik erschien schließlich 1988, also im Jahr seiner Emeritierung (Janzarik 1988). Werner Janzarik verfolgt das Ziel, zu einer *ganzheitlichen Psychopathologie* zu gelangen. Dabei greift er vor allem auf Konzepte der Strukturpsychologie zurück und hebt ausdrücklich die Verwandtschaft zu den gestaltpsychologischen Konzepten von Klaus Conrad hervor. Der strukturdynamische Ansatz unterscheidet zunächst zwischen dem dynamischen und dem repräsentativen Aspekt.

- Unter dem Begriff der *Dynamik* versteht Janzarik den *emotional-antriebshaften* Anteil menschlichen Erlebens und Verhaltens.
- Diesem steht der *repräsentative Aspekt* gegenüber, der auf die *Orientierung* bzw. die *Gestaltung* seelischer Phänomene abhebt und auf diese Weise vor allem kognitive Prozesse abbildet.

Die Dynamik gelebter Situationen kann in *Vergegenwärtigungen* umgewandelt werden, die dann eine Art von *Innenwelt* bilden und mit einer *Desaktualisierung* dynamischer Aspekte verbunden sind. Die Desaktualisierung hinterlässt jedoch *Aktualisierungsbereitschaften,* womit die Tendenz gemeint ist, wieder in der Erlebnisgegenwart (*Feld*) aufzutauchen. Unter dem Begriff der *Struktur* versteht man schließlich die Gesamtheit der als *repräsentativ bezeichneten Aktualisierungsbereitschaften.* Vor diesem Hintergrund entwirft Janzarik nun eine Gliederung der psychopathologischen Phänomene (► **Abb. 7.1**). Der dynamische Aspekt kann hierbei auf verschiedene Arten gestört sein:

- Unter den *Varianten dynamischer Ausstattung* werden akzentuierte Ausprägungen von Eigenschaften verstanden, die sich vorwiegend auf Gefühl und Antrieb beziehen. Es handelt sich hierbei um anlagebedingte Variationen. Hierunter fallen beispielsweise ein Teil der Persönlichkeitsstörungen sowie Impulskontrollstörungen, Zyklothymien und Dysthymien.
- Unter dem Begriff der *dynamischen Auslenkung* versteht Janzarik diejenigen reversiblen *emotionalen und aktionalen Lebensäußerungen,* die sich *»vom Bereich des Alltäglichen als ungewöhnlich abheben«* (Janzarik 1988, 97). Als Beispiele werden vorübergehende Befindlichkeitsschwankungen, ausgeprägte Gemütsbewegungen oder kurzzeitige Impulsivität aufgeführt.
- Hiervon ist die *Entgleisung der Dynamik* abzugrenzen, bei der *»das dynamische Derangement einen eigengesetzlichen Verlauf nimmt und von persönlichen Einwirkungen und situativen Einflüssen nicht mehr zurückgeholt werden kann«* (Janzarik 1988, 104).
- Unter dem Begriff der *dynamischen Insuffizienz* versteht Janzarik schließlich ein länger andauerndes Versagen mit Einbußen von Emotionalität und Antrieb. Beispiel sind vor allem die Residualzustände schizophrener Psychosen.

Eine besondere Bedeutung innerhalb des dynamischen Aspektes nimmt die *Entgleisung* der Dynamik ein, wobei Janzarik drei Grundtypen unterscheidet:

- Die *dynamische Restriktion* bedeutet Einengung und Stillstand. Am klarsten kommt sie in der melancholischen Verstimmung zum Ausdruck.
- Die *dynamische Expansion*, die sich in Reinform in der fröhlichen manischen Gehobenheit findet, ist vor allem durch eine gehobene Stimmung sowie einen Überschuss von Antrieb charakterisiert.
- Die *dynamische Unstetigkeit*, die sich vor allem in der Wahnstimmung zeigt, ist durch eine bedeutungsvolle Unbestimmtheit gekennzeichnet, welche häufig zwischen verschiedenen Gefühlserregungen wie Angst und Verzückung fluktuiert. Hiermit ist eine Instabilität dynamischer Phänomene mit raschen Intensitätsschwankungen verbunden.

Den Akzentuierungen des dynamischen Aspektes stehen jene des repräsentativen Aspektes gegenüber. Auch hier gibt es Varianten, *»in denen neben vorgegebenen Aktions- und Reaktionsbereitschaften die Gesamtheit der lebensgeschichtlich formenden Einflüsse nachwirkt«* (Janzarik 1988, 137). So steht für Janzarik beispielsweise bei den paranoiden, schizotypischen, zwanghaften und antisozialen Persönlichkeiten eher der repräsentative bzw. strukturelle Aspekt im Vordergrund. Strukturelle Varianten finden sich aber auch bei den prämorbiden Persönlichkeiten vom Menschen mit schizophrenen oder affektiven Psychosen. Im Weiteren kann es zu einer *Verselbständigung struktureller Bestände* kommen, wobei hierfür die *als schizophren gewerteten psychopathologischen Phänomene,* aber auch die Erlebnisse innerhalb von deliranten Syndromen wichtige Beispiele sind. Schließlich kann es auch zu *strukturellen Insuffizienzen* kommen, beispielsweise in Form einer *Strukturverformung*, wie man sie vor allem bei fortgeschrittenen schizophrenen Psychosen findet. So spricht zum Beispiel das Auftreten von *Wahnüberzeugungen* für eine Strukturverformung, da sich hier die *»Inhalte mit unangemessener Prävalenz im Feld behaupten, weil die Struktur untauglich geworden ist, sie zu deskatualisieren und damit zu eliminieren«* (Janzarik 1988, 167).

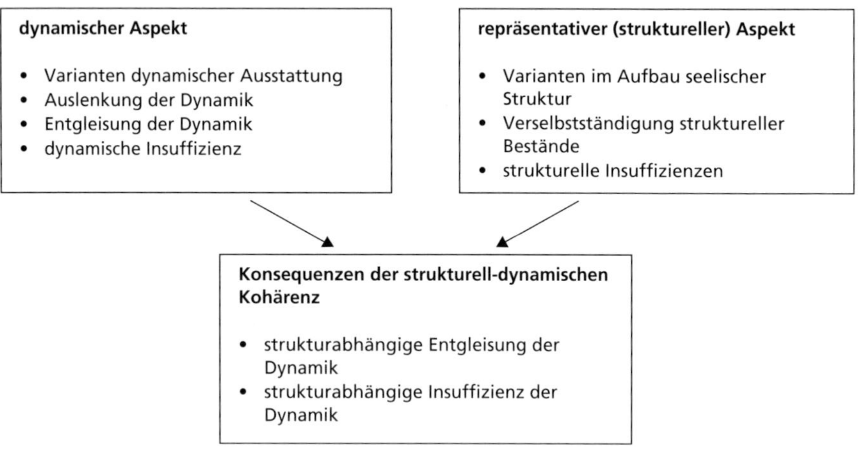

Abb. 7.1: Übersicht über die Strukturdynamik

Dynamische und strukturelle Aspekte stehen immer in einem Zusammenhang, weshalb Janzarik auch von einer *strukturell-dynamischen Kohärenz* spricht. So wird von ihm sowohl eine strukturabhängige Entgleisung als auch eine strukturabhängige Insuffizienz der Dynamik beschrieben.

Die strukturdynamischen Überlegungen führen zu einem einheitspsychotischen Konzept, das nicht streng zwischen den traditionellen nosologischen Kategorien unterscheidet. Auch hier finden sich Parallelen zum gestaltpsychologischen Ansatz von Conrad (Conrad 2002). So werden beispielsweise *psychotische Verfassungen* von Janzarik als *Entgleisungen der Dynamik* interpretiert.

Strukturdynamik und neurobiologische Ansätze

Die Strukturdynamik versteht sich als ein ganzheitliches Konzept, das die Möglichkeit bietet, psychopathologische und neurobiologische Ansätze zu verbinden.

So wird hier immer wieder versucht, psychopathologische Phänomene mit neurobiologischen Befunden in Beziehung zu setzen. Janzarik weist aber auch darauf hin, dass man sich der beiden unterschiedlichen methodologischen Herangehensweisen bewusst sein muss. Konkret setzt sich Janzarik mit der Hypothese auseinander, dass die *Entgleisung der Dynamik* mit Störungen im limbischen System im Sinne eines Ungleichgewichtes bestimmter Neurotransmitter in Verbindung steht. Die Korrelate der *dynamischen Insuffizienz* oder der *Strukturverformung* werden hingegen nicht im Bereich der neuronalen Transmission gesehen.

Hieran anschließend wird auch ein Modell für die Wirkung der Neuroleptika formuliert. So geht Janzarik davon aus, dass lediglich die dynamische Entgleisung, nicht jedoch die dynamische Insuffizienz oder die Strukturverformung durch eine neuroleptische Behandlung beeinflusst werden können:

> *»Grundsätzlich erreichbar für Psychopharmakotherapie ist nur die dynamische Entgleisung. Nicht erreicht werden die Umstrukturierung des seelischen Gefüges, etwa bei paranoischen Wahnbildungen oder die dynamische Insuffizienz, etwa bei chronischen Verläufen, die sich auf ein ›Minimalresiduum‹ asthenischer, hypochondrischer oder dysthymer Färbung zurückgezogen haben«* (Janzarik 1988, 26).

Bedeutung der Strukturdynamik für die forensische Psychiatrie

Janzarik, der selbst intensiv auf dem Gebiet der forensischen Psychiatrie gearbeitet hat, setzt sich auch eingehend mit der Bedeutung der strukturdynamischen Konzepte für die psychiatrische Begutachtung auseinander (Janzarik 1993). Zunächst stellt er heraus, dass die traditionelle nosologische Diagnostik in der Psychiatrie im forensischen Kontext nur bedingt hilfreich ist. So haben die meisten psychiatrischen Diagnosen keine Beziehung zu kriminellen Verhalten. Aus diesem Grunde wird von Janzarik die Anwendung von strukturdynamischen Modellen diskutiert. So werden von ihm in einem ersten Schritt die kriminologischen Auswirkungen von typischen strukturdynamischen Konstellationen dargestellt (▸ **Tab. 7.1**). Janzarik betont ausdrücklich das Ineinandergreifen von dynamischen und strukturellen Aspekten, d. h. von eher emotionalen und von eher kognitiven Gesichtspunkten.

Tab. 7.1: Psychiatrische Krankheitslehre, strukturdynamische Interpretation und kriminologische Auswirkungen

traditionelle nosologische Kategorien	strukturdynamische Interpretation	psychopathologische Phänomene	kriminologische Auswirkungen
manische Psychosen	dynamische Entgleisung von expansiver Grundrichtung	Enthemmung bei noch erhaltenen stabilisierender Struktur	Verstöße im strafrechtlichen Grenzgebiet, selbstschädigende Ausschreitungen auf sexuellen und vermögensrechtlichen Gebiet

Tab. 7.1: Psychiatrische Krankheitslehre, strukturdynamische Interpretation und kriminologische Auswirkungen – Fortsetzung

traditionelle nosologische Kategorien	strukturdynamische Interpretation	psychopathologische Phänomene	kriminologische Auswirkungen
melancholische Psychosen	dynamische Entgleisung von restriktiver Grundrichtung	Risikoscheu und Bemühen um Absicherung	kriminoresistente Konstellation mit Ausnahme von Tötungsdelikten im Rahmen von erweiterten Suizidhandlungen
schizophrene Psychosen	dynamische Entgleisung im Sinne einer Unstetigkeit	katatone Symptome	ungerichtete Aggressionshandlungen
	Strukturverformung	Beeinträchtigungswahn	wahnkonsequente Handlungen

Die strukturdynamischen Überlegungen werden nun auf die Frage nach der Schuldfähigkeit im Rahmen der verschiedenen Rechtsbegriffe des Strafgesetzbuches angewandt. So ist nach Janzarik bei den krankhaften seelischen Störungen im Sinne der endogenen Psychosen im Regelfall dann eine Schuldunfähigkeit anzunehmen, wenn die Taten unter dem *Druck einer dynamischen Entgleisung* zustandekommen. Ähnliches gilt auch für die organischen Psychosen, wenn die Störungen von Antrieb und Affekt mit denjenigen Zuständen vergleichbar sind, die bei den endogenen Psychosen im Rahmen von dynamischen Entgleisungen vorkommen. Bei den chronischen Psychosen ist für Janzarik im Rahmen der strafrechtlichen Begutachtung vor allem der strukturelle Aspekt zu beachten. Hier stellt sich die Frage, inwiefern es zu einer Verformung und Destruierung der Struktur gekommen ist:

> »*Eine defizient gewordene Struktur verliert an Fähigkeit, zu desaktualisieren, emotionale Aufwallungen und motorische Impulse abzufangen, differenzierte Reaktionen zu steuern und mit den ungesteuerten Gestimmtheiten und Impulsen das von ihn bewegte Verhalten zu kontrollieren*« (Janzarik 1993, 431).

Bei der schweren anderen seelischen Abartigkeit im Sinne des Strafgesetzbuches ist es für Janzarik wichtig, das Verhältnis von strukturellen und dynamischen Anteilen zu beachten. So kommt es hier umso eher zu einem kriminologisch relevanten Verhalten, »*je größer das Missverhältnis zwischen einer instabilen und impulsiven Dynamik und einer defizienten […] Struktur ist*« (Janzarik 1993, 431 f). Aus diesen Ausführungen wird auch deutlich, dass die Frage der Schuldfähigkeit nicht aufgrund einer einmal gestellten Diagnose beantwortet werden kann, sondern vielmehr immer im Einzelfall unter Berücksichtigung des jeweiligen Deliktes bewertet werden muss.

Die strukturdynamischen Ansätze Janzariks wurden insbesondere auch im Kontext der forensischen Psychiatrie von zwei seiner Schüler, nämlich Henning Saß (geb. 1944) und Hans-Ludwig Kröber (geb. 1951) weitergeführt. In diesem Zusammenhang ist vor allem auch die Habilitationsschrift von Saß zur Thematik der Persönlichkeitsstörungen von Bedeutung (Saß 1986). Weiterhin sind auch dessen Bemühungen um ein *psychopathologisches Referenzsystem für die Beurteilung der Schuldfähigkeit* erwähnenswert (Saß 1985). Abgesehen vom forensischen Kontext werden strukturdynamische Überlegungen im Sinne von Janzarik auch auf anderen Gebieten fortgeführt. Hier sind beispielsweise die Beiträge von Michael Schmidt-Degenhard zur Melancholie (Schmidt-Degenhard 1983) oder von Martin Bürgy zur Psychopathologie der Verzweiflung (Bürgy 2007) zu nennen. Sowohl Schmidt-Degenhard als auch Bürgy sind ehemalige Mitarbeiter der Heidelberger Klinik. Darüber hinaus bezieht sich auch der Ulmer Psychiater Manfred Spitzer immer wieder auf die strukturdynamischen Ansätze Janzariks (Spitzer 2000).

7.2 Psychopathologische Ansätze bei Gerd Huber

Gerd Huber wurde 1921 in Echterdingen bei Stuttgart geboren. Nach seinem Studium war er in der Heidelberger Klinik zunächst bei Kurt Schneider und später bei Walter v. Bayer tätig. 1961 kam er als Oberarzt zu Hans-Jörg Weitbrecht an die Universitätsnervenklinik Bonn. 1968 wurde er auf den Lehrstuhl für Psychiatrie an der neugegründeten Universität Ulm berufen, mit dem die Leitung der Klinik Weißenau (Ravensburg) verbunden war. 1974 wechselte er an die medizinische Hochschule Lübeck und 1978 schließlich nach Bonn, wo er bis zu seiner Emeritierung im Jahre 1988 als Lehrstuhlinhaber und Klinikdirektor tätig war. Er verstarb im Jahre 2012.

Gerd Huber beschäftigte sich wissenschaftlich vor allem mit der Schizophrenieforschung. In Hinblick auf die Psychopathologie ist besonders sein Konzept der *substratnahen Basissymptome* von Bedeutung, das von ihm und seinen Mitarbeitern ab den 1960er Jahren schrittweise entwickelt wurde. Unter *substratnahen Basissymptomen* versteht Huber *»von an Schizophrenie Erkrankten subjektiv erlebte Primärerfahrungen, die die Basis der komplexen psychotischen Endsymptome darstellen und einem supponierten somatischen Substrat näher stehen als jene«* (Huber 1983, 23). So zielen Hubers Bemühungen ganz wesentlich darauf ab, mit psychopathologischen Mittel näher zum vermuteten hirnorganischen Korrelat der Schizophrenie zu kommen.

Konzept der substratnahen Basisstörungen

Bereits 1966 erschien eine Arbeit, in der sich Huber mit reinen *Defektsyndromen und Basisstadien endogener Psychosen* auseinandersetzt. Er geht hier zunächst auf die Verläufe schizophrener Psychosen ein. Versuche, verschiedene Verlaufsformen herauszuarbeiten, können für Huber nichts anderes sein als

> »*typologische Beschreibung aus einer fließenden Mannigfaltigkeit von Verlaufsgestaltungen, wobei paranoide, katatone, hebephrene, dysaesthetische und bland-anergisch-asthenische Stadien nicht nur initial, sondern auch im späteren Verlauf aufeinanderfolgen, sich kombinieren und ablösen*« (Huber 1966, 411).

Häufig münden dann schizophrene Psychosen in ein eher uncharakteristisches Defektsyndrom:

> »*Nicht nur bei bestimmten Verlaufsformen, sondern bei der großen Mehrzahl schizophrener Erkrankungen überhaupt, können die schizophrenen Symptome, die die jeweils besondere paranoide, katatone, hebephrene Gestaltung bedingen, verschwinden, so dass nichts sichtbar ist als ein uncharakteristisches, diagnostisch vieldeutiges, durch die »pure Asthenie« gekennzeichnetes Zustandsbild*« (Huber 1966, 411).

Solche uncharakteristischen Zustandsbilder kommen jedoch nicht nur als *Defektsyndrome* vor, sondern können auch als *reversible Basisstadien* auftreten.

Um die psychopathologische Charakterisierung von Basisstadien und die Entwicklung eines hierauf aufbauenden Störungsmodells schizophrener Psychosen bemüht sich Huber dann in weiteren Arbeiten. Es wird davon ausgegangen, dass Basissymptome in drei verschiedenen Formen bzw. Stadien vorkommen, die psychopathologisch nicht voneinander unterschieden werden können (Huber 1983):

- präpsychotische Vorpostensyndrome und Prodrome
- postpsychotische reversible Basisstadien
- irreversible reine Defektsyndrome

Huber versucht, die Basissymptome weiter zu differenzieren und entwirft ein Modell, das von einer stufenweise ablaufenden Entwicklung der Symptomatik schizophrener Psychosen ausgeht (▸ **Abb. 7.2**). Diesem Ansatz liegt die Überlegung zugrunde, dass sich aus primären *uncharakteristischen Basissymptomen* (Stufe 1) zunächst *relativ charakteristische Basissymptome* (Stufe 2) entwickeln, die dann im Weiteren durch psychoreaktive Vorgänge zu den *typischen schizophrenen Symptomen* (Stufe 3) verarbeitet werden. Dieser beschriebene reaktive Verarbeitungsprozess erinnert durchaus an das Modell von Wernicke. Dieser hatte ebenfalls zwischen primären Elementarsymptomen und dem daraus resultierenden klinischen Krankheitsbild unterschieden. Während die Elementarsymptome direkt aus hirnorganischen Prozessen hervorgehen, stellt das klinische Krankheitsbild das Resultat der psychoreaktiven Verarbeitung dar (Wernicke 1906). Huber betont in diesem Zusammenhang, dass die Basissymptome *etwas psychopathologisch Letztes* darstellen und phänomenologisch nicht weiter zurückführbar sind (Huber 1966). Die Endphänomene sind hingegen als »*Reaktion auf das Erleben der kognitiven Basissymptome, d. h. als Resultat eines sekundären Verarbeitungs- und Umformungsprozess auszufassen*« (Huber 1983, 26).

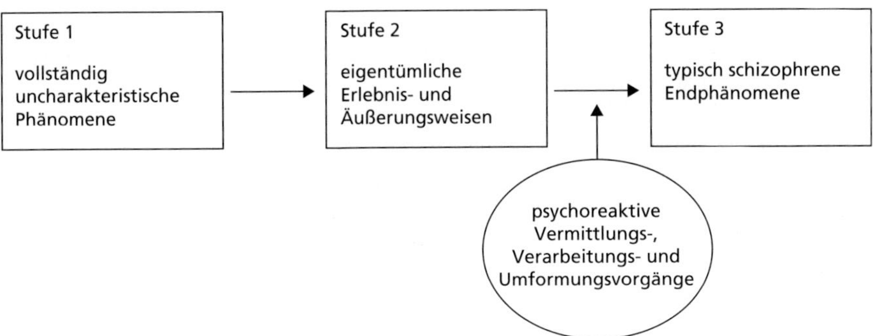

Abb. 7.2: Entwicklungsstufen der Symptomatik schizophrener Psychosen

Tab. 7.2: Überblick über die Bonner Skala für die Beurteilung von Basissymptomen

Hauptgruppen	Untergruppen
dynamische Defizienzen mit direkten Minussymptomen	erhöhte Erschöpfbarkeit und Ermüdbarkeit erhöhtes Schlafbedürfnis Minderung an Spannkraft, Energie, Ausdauer, »Geduld« Minderung an Antrieb, Aktivität, Schwung, Elan, Initiative mangelnde Entscheidungsfähigkeit und Unschlüssigkeit affektive Veränderungen Störungen der Kontaktfähigkeit und des In-Erscheinung-Tretens Minderung der psychischen Belastbarkeit gegenüber bestimmten Stressoren
dynamische Defizienzen mit indirekten Minussymptomen	Minderung der psychischen Belastbarkeit gegenüber bestimmten Stressoren erhöhte Beeindruckbarkeit, erhöhte Erregbarkeit erhöhte Reflexivität, Zwang, Phobie, autopsychische Derealisation
kognitive Denk-, Wahrnehmungs- und Handlungs-(Bewegungs-) Störungen	kognitive Denkstörungen kognitive Wahrnehmungsstörungen kognitive Handlungs-(Bewegungs-)Störungen
Zoenästhesien	
zentral-vegetative Störungen	zentral-vegetative Störungen Schlafstörungen Intoleranz gegenüber Alkohol, Koffein, Nikotin und anderen Substanzen

Zur Erfassung der Basissymptome wurde die Bonner Skala für die Beurteilung von Basissymptomen (BSABS) entwickelt, die inzwischen in mehrere Sprachen übersetzt wurde (Gross et al. 1987) (► **Tab. 7.2**). Wichtig ist, dass die Basissymptome *»überwiegend nicht der Verhaltensbeobachtung zugänglich sind und durch die psychopathologische Exploration unter Nutzung der erhaltenden Fähigkeit zur*

Selbstwahrnehmung eruiert werden müssen« (Huber 1983, S. 28). In diesem Sinne weist Huber auch explizit auf die Bedeutung der psychopathologischen Ansätze von Jaspers und Schneider hin.

Schließlich bemüht sich Huber auch darum, das Basisstörungskonzept in ein umfassenderes Modell schizophrener Psychosen einzufügen (► **Abb. 7.3**). Er unterscheidet den *präphänomenal-somatischen,* den *transphänomenalen* und den *phänomenalen* Bereich (Huber 1983). Im phänomenalen Bereich erfolgt die bereits dargestellte Differenzierung in die drei Stufen der Symptomatik schizophrener Psychosen. Die Basisstörungen, insbesondere diejenigen der Stufe 1, werden hierbei psychopathologisch als nicht weiter ableitbar angesehen und somit auf den präphänomenal-somatischen Bereich bezogen. Hier wird von Huber eine neurobiologische Störung postuliert, die er im limbischen System lokalisiert. Der transphänomenale Bereich in Form einer kognitiven Primärstörung bzw. einer Störung der Informationsverarbeitung stellt eine Verbindung zwischen den beiden zuvor genannten Bereichen dar.

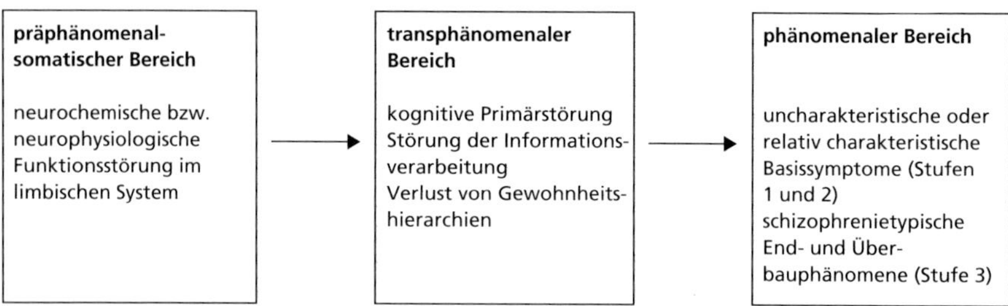

Abb. 7.3: Basisstörungsmodell schizophrener Psychosen

Verlaufstypologie schizophrener Psychosen

Neben dem Basisstörungskonzept geht auf Huber auch eine Verlaufstypologie schizophrener Psychosen zurück. So hatte er sich bereits 1966 mit dieser Thematik auseinandergesetzt (Huber 1966). Die schließlich von ihm und seinen Mitarbeitern entwickelte Verlaufstypologie baut auf vor allem auf einer Langzeituntersuchung von Patienten aus der Bonner Universitätsklinik auf (Huber et al. 1979). Zwölf Verlaufstypen werden beschrieben, die sich in Verlaufsform (einfach, phasisch, schubförmig oder kombiniert) und Outcome (Vollremission, uncharakteristisches Residuum, charakteristisches Residuum) unterscheiden. Die getroffene Differenzierung zwischen »Phasen«, die mit einer Vollremission einhergehen, und »Schüben«, die in einem Defektzustand münden, findet sich bereits bei Jaspers (Jaspers 1913).

Ganz wesentlich für die Verlaufstypologie von Huber ist die Beschreibung von *Endzuständen*, wobei ursprünglich 15 verschiedene Prägnanztypen unterschieden wurden (Huber et. al. 1979). In Hinblick auf die konzipierten zwölf Verlaufstypen lassen sich diese jedoch vereinfacht in Vollremission, uncharakteristische Residuen

(Strukturverformungen und reine Residuen) und charakteristische Residuen (reine Psychosen, gemischte Residuen und Defektpsychosen) zusammenfassen (► Tab. 7.3).

Tab. 7.3: Outcome schizophrener Psychosen nach Huber (modifiziert nach Jäger et al. 2014a)

Vollremission (Rückgang auf das Niveau vor der psychotischen Erstmanifestation)
uncharakteristische Residuen • **Strukturverformungen** (postpsychotische Sonderlinge mit Kontakt- und Affektstörungen) • **reine Residuen** (reines Defizienzsyndrom, Reduktion des energetischen Potentials, psychopathisch-asthenisches oder pseudoneurasthenisch-organisches Bild mit Symptomen wie kognitive Störungen, Erschöpfbarkeit, Leistungsinsuffizienz, Einbuße an Spannkraft, Ausdauer und Geduld)
charakteristische Residuen • **chronisch reine Psychose** (ausschließlich produktiv-psychotische Symptome ohne Strukturverformung oder Defekt) • **gemischte Residuen** (Kombination von reinem Defekt mit produktiv-psychotischen Symptomen wie akustischen Halluzinationen, Wahngedanken oder Ausdrucksstörungen) • **typisch schizophrene Defektpsychose** (Zurücktretens des reinen Defektes gegenüber typisch schizophrenen Erlebnis- und Ausdrucksstörungen; Symptome 1. und 2. Ranges)

Betrachtet man die Systematik der Endzustände von Huber, so wird der Einfluss von Conrad und Janzarik deutlich. So spielen hier beispielsweise die Begriffe und Konzepte der *Strukturverformung* und der *dynamischen Insuffizienz* (Janzarik 1988) bzw. der *Reduktion des energetischen Potentials* (Conrad 2002) eine wichtige Rolle. Die »dynamischen Insuffizienz« bzw. »Potentialreduktion« wird von Huber als *reiner Defekt* bezeichnet und als ein *»länger als drei Jahre kontinuierlich persistierendes reines, dynamisch-kognitives Defizienzsyndrom«* angesehen (Huber 1999, 326). Es wird auch der Versuch unternommen, die psychopathologischen Konzepte mit neurobiologischen Befunden zu korrelieren. Hier zeigt sich, dass insbesondere Patienten mit sogenannten »reinen Defekten« hirnmorphologische Auffälligkeiten im Sinne einer Erweiterung der Ventrikel aufweisen (Gross und Huber 2008).

Weiterführung des Basisstörungskonzeptes im Rahmen von Früherkennungsprogrammen

Die psychopathologischen Ansätze von Huber und besonders das Konzept der Basisstörungen hat in jüngster Zeit eine große Relevanz hinsichtlich der Früherkennung schizophrener Psychosen erhalten. Dies ist vor allem auch mit dem

Namen von Joachim Klosterkötter, einem Schüler von Huber verbunden. Klosterkötter setzt sich in einem Artikel von 1998 mit der Frage auseinander, ob bei schizophrenen Psychosen eine Früherkennung und -intervention möglich ist. Wäre dies der Fall, so würde sich ein Paradigmenwechsel von der *Krankheitsbekämpfung zur Krankheitsverhütung* ergeben (Klosterkötter 1998). Hieran anknüpfend wird untersucht, inwiefern die die Bonner Skala für die Beurteilung von Basissymptomen (BSABS) für die Früherkennung schizophrener Psychosen eingesetzt werden kann. Die Ergebnisse einer groß angelegten Studie weisen auf die Brauchbarkeit des Instrumentes für diese spezielle Fragestellung hin (Klosterkötter et al. 2001). Diese Überlegungen und Erkenntnisse sind in die heute bereits etablierten Strategien zur Früherkennung und -behandlung schizophrener Psychosen eingegangen. So spielen die Basissymptome in Verbindung mit anderen Kriterien immer noch eine wichtige Rolle (Schultze-Lutter et al. 2014).

8 Psychopathologie unter dem Einfluss des logischen Empirismus

8.1 Psychiatrie und logischer Empirismus

Philosophische Grundlagen des logischen Empirismus

Der logische Empirismus bzw. Neopositivismus stellt eine der wichtigsten erkenntnistheoretischen Strömungen des 20. Jahrhunderts dar. In diesem Kontext sind vor allem die Mitglieder des sogenannten Wiener Kreises zu nennen, beispielsweise Beispiel Moritz Schlick (1882–1936), Otto Neurath (1982–1945) und Rudolf Carnap (1891–1979). Darüber hinaus waren auch Personen wie Paul Oppenheim (1885–1977) und Carl Gustav Hempel (1905–1997) von Bedeutung. Letzterer spielte auch für die Psychiatrie eine wesentliche Rolle. Auch wenn der logische Empirismus keine einheitliche, sondern eine durchaus heterogene Strömung darstellt, lassen sich doch zwei ganz wesentliche Prinzipien herausheben (Hegselmann 1979):

- Das *Basistheorem* besagt, dass Erkenntnis nur durch empirische Erfahrung gewonnen werden kann. Dies bedeutet eine klare Absage an sogenannte *synthetische Urteile a priori* im Sinne von Immanuel Kant.
- Mit dem *Sinntheorem* ist die Unterscheidung zwischen sinnvollen und sinnlosen Sätzen verbunden. Sinnvolle Sätze können entweder wahr oder falsch sein, sinnlose Sätze beziehen sich hingegen auf Scheinprobleme und sollen deshalb vermieden werden. Sinnvolle Sätze lassen sich entweder durch empirische Untersuchungen überprüfen oder können sich auf rein logische Zusammenhänge beziehen.

Aus den Grundannahmen des logischen Empirismus lässt sich eine Reihe von Konsequenzen ableiten (Hegselmann 1979):

- Die *Metaphysik* wird stark kritisiert, da deren Aussagen als Inbegriff von sinnlosen Sätzen bzw. von Scheinsätzen gelten. Dies stellt die traditionelle Philosophie radikal in Frage.
- Hieran anschließend wird gefordert, dass an Stelle der bisherigen Philosophie die Disziplin der *Wissenschaftslogik* treten soll. Ziel solcher Bemühungen soll eine logische Klärung von Begriffen sein
- In diesem Sinne wird von Carnap auch das Programm der *Einheitswissenschaft* verfolgt. So sollen die Aussagen einer jeden Wissenschaft in einer Sprache for-

muliert werden, deren nichtlogische Begriffe sich auf Dinge beziehen, die entweder unmittelbar durch empirische Erfahrung prüfbar sind oder sich mittelbar daraus ableiten lassen. Den logischen Begriffen kommt neben den empirischen Aussagen ein eigenständiger Status zu.

Auf diese Weise wird eine methodologische Trennung von Natur- und Geisteswissenschaften abgelehnt. Stattdessen kann zwischen Formal- und Realwissenschaften unterschieden werden. Während sich die Formalwissenschaften mit logischen Begriffen beschäftigt, beziehen sich die Realwissenschaften auf empirisch prüfbare Aussagen. Sätze, über deren Gültigkeit sich durch empirische Prüfung mit Hilfe der sinnlichen Wahrnehmung eine intersubjektive Übereinkunft erzielen lässt, werden im Sinne von Otto Neurath auch als *Protokollsätze* bezeichnet.

Eng verbunden mit den Gedanken des logischen Empirismus sind die Anschauungen des Operationalismus. Dieser Begriff geht ganz wesentlich auf den Physiker Percy Williams Bridgman (1882–1961) zurück, dessen Buch *The Logic of Modern Physics* im Jahre 1927 erschien (Bridgman 1927). Bridgman betont die Notwendigkeit einer präzisen Fachterminologie und kritisiert, dass die meisten bisher verwendeten Termini lediglich durch die Angabe ihrer Eigenschaften definiert sind. Stattdessen schlägt er vor, die in der Wissenschaft verwendeten Termini durch klare Operationen im Sinne von Testverfahren zu definieren, was dann *operational* genannt wird (Bridgman 1927).

Eingang des logischen Empirismus in die Psychiatrie durch Carl Gustav Hempel

Die Vermittlung der Gedanken des logischen Empirismus in die Psychiatrie erfolgte insbesondere durch den Philosophen Carl Gustav Hempel. Dieser war 1959 von der American Psychopathological Association eingeladen worden, einen Vortrag zu den methodischen Grundfragen der Psychiatrie zu halten. Für Hempel stellen empirische Daten den Ausgangspunkt aller wissenschaftlichen Konzepte dar (Hempel 1994). Zwei Prinzipien sind jedoch zu beachten:

- Zunächst sollte die Realität in klaren Begriffen abtgebildet werden, die objektiv bzw. intersubjektiv verifizierbar sind. Dies wird von Hempel als *empirischer Gehalt* bezeichnet, der Begriff und Realität verbindet.
- Ein wissenschaftliches Konzept muss jedoch über den empirischen Gehalt hinaus zur Formulierung allgemeiner Gesetzmäßigkeiten führen. Erst hierdurch kann die Basis für Erklärungen und Vorhersagen geschaffen werden. Eine solche Verbindung eines Konzeptes mit allgemeingültigen Gesetzen wird von Hempel als *systematischer Gehalt* bezeichnet.

Um den Anforderung verschiedener Begriffe an einen *empirischen Gehalt* auch in der Psychiatrie Rechnung zu tragen, schlägt Hempel die Verwendung von *operationalen Definitionen* vor (Hempel 1994). Er bezieht sich direkt auf das Konzept von Bridgman (Bridgman 1927). So soll für jeden in der Psychiatrie verwendeten

Terminus eine operationale Definition bereitstehen. Hempel muss aber eingestehen, dass Testoperationen nicht ohne Weiteres auf psychologische bzw. psychopathologische Begriffe angewandt werden können. So räumt er der Psychiatrie die Handhabung des Operationalismus in einer sehr liberalen Weise ein, wobei er auf die eigentliche Operation verzichtet. In diesem Sinne fordert er lediglich, dass sich die psychiatrischen Begriffe auf öffentlich beobachtbare (*publicly observable*) Verhaltensweisen beziehen, die ein Individuum in einer öffentlich beobachtbaren Reizsituation zeigt (Hempel 1994). Auf diese Weise soll versucht werden, den Anspruch auf wissenschaftliche Objektivität zu erreichen. Diese sehr weit gefasste Anwendung des Operationalismus wurde später von Psychiatern wie beispielsweise Robert E. Kendell als der einzige in der Psychiatrie mögliche Weg angesehen (Kendell 1978).

Auseinandersetzung mit den methodischen Grundproblemen der Psychiatrie

Eine eingehende Auseinandersetzung mit den methodischen Problemen der Psychiatrie aus der Sicht des logischen Empirismus findet sich in einer frühen Monographie von Hans-Jürgen Möller (geb. 1945) (Möller 1976), die in einem späteren Buchbeitrag noch einmal prägnant zusammengefasst wird (Möller 1993).

Möller war zunächst als Assistenzarzt am Max-Planck-Institut für Psychiatrie unter der Leitung von Detlev v. Zerssen tätig und wechselte später als Oberarzt an die Klinik der Technischen Universität in München. 1988 trat er die Nachfolge von Gerd Huber in Bonn an. Von 1994 bis 2012 hatte er schließlich als Nachfolger von Hanns Hippius den Lehrstuhl für Psychiatrie der Ludwig-Maximilians-Universität München inne und leitete die dortige Klinik.

Möller bezieht sich in seinen Ausführungen explizit auf die philosophischen Strömungen des logischen Empirismus und des kritischen Rationalismus im Sinne von Karl Popper (1902-1994). Er sieht die Psychiatrie als *realwissenschaftliche* Disziplin an, die sich an den hierfür geeigneten Methoden zu orientieren hat (Möller 1976). Ziel der Realwissenschaften ist es, »*Einzelaussagen durch Bezugnahme auf allgemeine Gesetzesaussagen, in der ein Ereignis A mit einem Ereignis B verknüpft wird, zu erklären bzw. zu prognostizieren*« (Möller 1993, 3). Aufgrund der Kenntnis von allgemeinen Gesetzesaussagen lässt sich im Einzelfall »*wirkungsvoll auf die untersuchten Phänomene Einfluss nehmen*« (Möller 1993, 3). In diesem Sinne stellt Möller die Struktur der *Erklärung* in den Mittelpunkt der realwissenschaftlicher Methodik und verweist auf die Vorarbeiten von Carl Gustav Hempel und Paul Oppenheim (Hempel und Oppenheim 1948). Das von diesen beschriebene *deduktiv-nomologische Schema* geht von einer allgemeinen Gesetzesaussage sowie einem Antezedens im Sinne eines Einzelereignisses aus (Explanans), aus denen dann eine Aussage für den Einzelfall (Explanandum) hergeleitet wird (Möller 1976). Möller fordert nun, dieses Schema auch auf psychopathologische Fragestellungen anzuwenden. Die auf Jaspers zurückgehende Methode des *Verstehens* wird von ihm hingegen kritisch hinterfragt. Insbesondere werden von Möller aber die Anschauungen der Psychoanalyse kritisiert.

Hieran anschließend wird darauf hingewiesen, dass allgemeine Gesetzesaussagen »*auf der Basis von Einzelbeobachtungen über die Realität bzw. Einzelbeobachtungen über den untersuchten Phänomenbereich*« entstehen, welche in *Basis- oder Protokollsätzen* formuliert werden können (Möller 1993, 5). In diesem Sinne wird angestrebt, die jeweiligen Beobachtungen in einer möglichst exakten Sprache zu erfassen. Dies ist mit der Forderung nach einer *Vereinheitlichung und Präzisierung der diagnostischen Terminologie* verbunden, was unter anderen auch durch die Entwicklung von standardisierten Selbst- und Fremdbeurteilungsskalen erreicht werden kann. Möller weist in diesem Zusammenhang darauf hin, dass komplexe psychopathologische Sachverhalte oft nur schwer zu operationalisieren und somit reliabel zu erfassen sind. Er plädiert dennoch dafür, auch komplexe Phänomene in die Standardisierungsbemühungen einzubeziehen, wobei er allerdings auf ein Dilemma hinweist: »*je feinsinniger die Beobachtungen, desto weniger sind sie der intersubjektiven Erfahrung zugänglich*« (Möller 1993, 10).

Schließlich setzt sich Möller noch mit der Rolle der sogenannten Intuition auseinander, deren Bedeutung er ausdrücklich hervorhebt:

> »*Intuitive Beobachtungen stehen als deskriptive Basis und gegebenenfalls hypothesengenerierendes Element am Anfang der Hypothesenbildung. Die Ergebnisse von Beobachtung und Intuition werden durch kreativ-spekulative Ansätze in einer mehr oder weniger weitreichenden Hypothesen- bzw. Theoriebildung weiter ausgebaut. Intuition und Spekulation dürfen deshalb in ihrer Bedeutung für eine empirische Wissenschaft nicht unterschätzt werden. Andererseits sind sie allein für eine empirische Wissenschaft nicht ausreichend; vielmehr stellt die Hypothesenprüfung den entscheidenden Schritt dar. In dieser Hypothesenprüfung werden die relevanten Sachverhalte nach einem festgelegten Regelsystem analysiert und in Beziehung zur Hypothese gesetzt*« (Möller 1993, 12 f).

So hält Möller die Kritik durchaus für berechtigt, dass eine empirisch ausgerichtete Psychopathologie unter Umständen zu oberflächlichen Erkenntnissen und zu einem »*gedanken- und seelenlosen Zählen und Rechnen*« führen kann (Möller 1993, 13). Dies wird von ihm jedoch vor allem auf ein mangelndes Wissenschaftsverständnis im Sinne eines Fehlens von Intuition und Kreativität zurückgeführt.

Auch Hans Heimann (1922–2006) spricht sich dafür aus, Psychopathologie als *Erfahrungswissenschaft* anzusehen und die entsprechenden methodischen Prinzipien zu beachten (Heimann 1982). In diesem Sinne wird von ihm Psychopathologie als das Gegenstandsgebiet bezeichnet,

> »*welches alle wissenschaftlichen Methoden umfasst [...], welche zu Protokollsätzen, d. h. zu im Umgang mit den Patienten direkt beobachtbaren und erfahrbaren Phänomenen über gestörtes seelisches Leben führen und diese in einen geordneten Zusammenhang bringen*« (Heimann 1982, 77).

Als ganz wesentlich wird die Frage angesehen, wie Erfahrung intersubjektiv verifizierbar und damit objektivierbar gemacht werden kann. Hierbei betont Heimann aber, dass bereits der Vorgang der psychopathologischen Befunderhebung nicht ohne theoretische Vorannahmen erfolgen kann, »*sie ist bereits gerichtet auf einen bestimmten Zweck, der wiederum durch die theoretischen Voraussetzungen bestimmt wird*« (Heimann 1982, 76). So wird von Heimann jede wissenschaftliche Beschäftigung mit psychopathologischen Phänomenen als *reduktiv* angesehen, da in einer jeden Begegnung von Arzt und Patient nur bestimmte Phänomene berücksichtigt werden können. Ein solcher Reduktionismus wird als *Spezialfall sozialen Handelns* aufgefasst. Heimann plädiert aber auch ganz klar dafür, in der Psychopathologie das *Prinzip der Zielgerichtetheit oder Teleonomie* zu berücksichtigen und beispielsweise systemtheoretische und strukturelle Modelle einzubeziehen.

8.2 Reliabilitätsprobleme in der psychiatrischen Diagnostik

Die Überlegungen von Hans-Jürgen Möller und Hans Heimann führen direkt zum Problem der Reliabilität der psychiatrischen Diagnostik. Der Begriff der Reliabilität kommt aus der Testpsychologie und meint die Zuverlässigkeit, mit der ein bestimmtes Merkmal erfasst wird (Lienert 1969; Stieglitz 2008). Bei einer Beurteilung durch unabhängige Untersucher oder auch bei einer Wiederholung der Untersuchung soll man möglichst zum gleichen Ergebnis kommen. Der Begriff der Reliabilität kann zum einen auf die Symptomebene bezogen werden, d. h. auf die Frage nach der An- und Abwesenheit und ggf. der quantitativen Ausprägung eines bestimmten psychopathologischen Phänomens. Zum anderen lässt sich der Begriff auch auf die nosologische Ebene anwenden, d. h. auf die Frage nach der Zuordnung zu einem Element eines erfahrungswissenschaftlichen Ordnungs- und Klassifikationssystems (Jäger 2015). Die Reliabilität wird zumeist in Form der Beobachter-Übereinstimmung untersucht (Interrater-Reliabilität). Hierbei wird ein bestimmter Patient von verschiedenen Untersuchern exploriert. Dies kann entweder gemeinsam oder auch getrennt, dann aber in zeitlich möglichst wenig auseinanderliegenden Sitzungen, erfolgen. Hierbei wird der Grad der diagnostischen Übereinstimmung berechnet, was häufig in Form des sogenannten *Kappa-Wertes* geschieht (Cohen 1960).

Ab den 1950er Jahren wurden zahlreiche Untersuchungen zur Reliabilität der psychiatrischen Diagnostik durchgeführt und schließlich in verschiedenen Übersichtsarbeiten zusammengefasst (Beck 1962; Kreitman et al. 1961; Spitzer und Fleiss 1974). Hierbei zeigte sich eine recht niedrige Reliabilität. Dieses Ergebnis stürzte die psychiatrische Diagnostik in eine regelrechte Krise. In diesem Zusammenhang wurde deutlich, dass nur ein sehr kleiner Teil der Abweichungen durch die Patienten selbst zustande kam, da diese beispielsweise verschiedenen Untersuchern unterschiedliche Antworten gaben. Ein erheblicher Anteil der Abweichungen war durch Unterschiede in der Erfassung der einzelnen Symptome bedingt. Der größte Teil der Abweichungen war aber darauf zurückzuführen, dass auf der nosologischen Ebene klare Kriterien für die diagnostische Zuordnung fehlten (Ward et al. 1962)

Die Reliabilitätsprobleme auf der nosologischen Ebene wurden vor allem durch die sogenannte US/UK-Studie deutlich. So wurde bereits zu Beginn der 1960er Jahre darauf hingewiesen, dass sich die Vereinigten Staaten und Großbritannien deutlich hinsichtlich der Diagnoseverteilung unterscheiden (Kramer 1961). Beispielsweise wurde in den Vereinigten Staaten häufiger die Diagnose einer Schizophrenie und in Großbritannien häufiger die Diagnose einer Depression vergeben. Diese Differenzen waren der Ausgangspunkt für das US/UK-Projekt, welches in New York und London durchgeführt wurde (Cooper et al. 1972). Hierbei kam sowohl die übliche klinische als auch eine standardisierte Diagnostik zur Anwendung. Es zeigte sich auf den ersten Blick ein recht überraschendes Ergebnis. Obwohl hinsichtlich der klinischen Diagnostik weiterhin der zuvor beschriebene Unterschied zwischen Großbritannien und den Vereinigten Staaten in der Häufigkeit der Diagnosevergabe deutlich wurde, fanden sich in Hinblick auf die standardisierte Diagnostik keine wesentlichen Differenzen mehr. Somit konnte gezeigt werden, dass die zuvor beschriebenen Unterschiede ausschließlich auf verschiedenen diagnostischen Konventionen beruhten. So war das Schizophreniekonzept in den Vereinigten Staaten deutlich weiter gefasst als in Großbritannien. Aus der US/UK-Studie wurden unter anderem die Schlussfolgerungen gezogen, dass eine Standardisierung des diagnostischen Prozesses angestrebt werden sollte.

8.3 Entwicklung von standardisierten Untersuchungsinstrumenten

Als Antwort auf die Reliabilitätsprobleme in der psychiatrischen Diagnostik wurden Instrumente in Form von Skalen entwickelt, mit deren Hilfe die psychopathologische Befunderhebung in einer standardisierten Weise erfolgen kann. Jede Zuordnung zu einem bestimmten Item auf einer Skala lässt sich auch als Test auf das Vorliegen eines bestimmten Merkmals interpretieren. Somit lassen sich auf diese Zuordnung auch die Gütekriterien für psychologische Tests übertragen. Zumeist werden drei Kriterien unterschieden (Lienert 1969):

- Die *Objektivität* bezeichnet das Ausmaß der Unabhängigkeit eines diagnostischen Testes vom jeweiligen Untersucher.
- Die *Reliabilität* bezeichnet die Zuverlässigkeit eines Testes.
- Die *Validität* bezeichnet schließlich die Gültigkeit eines diagnostischen Tests.

Die hier genannten Gütekriterien bauen aufeinander auf: Objektivität ist die Voraussetzung für Reliabilität, und Reliabilität ist wiederum die Voraussetzung für Validität. Umgekehrt sind jedoch hohe Objektivität und Reliabilität noch keine Garantie für hohe Validität. So ist immer wieder auch vom *Reliabilitäts-Validitäts-Dilemma* die Rede (Möller 1993). Der Einsatz von standardisierten Instrumenten soll die Objektivität, Reliabilität und letztlich auch die Validität der psychopathologischen Befunderhebung erhöhen. Hierbei kann grundsätzlich zwischen zwei verschiedenen Arten von Instrumenten unterschieden werden:

- Bei den *Selbstbeurteilungsinstrumenten* handelt es sich um Fragebögen, die von den Patienten selbst bearbeitet werden können.

- In den *Fremdbeurteilungsinstrumenten* werden zumeist verschiedene Symptome aufgelistet, die durch mehr oder weniger ausführliche Beschreibungen charakterisiert sind. Üblicherweise werden die psychopathologischen Symptome dann auch hinsichtlich ihres Schweregrades quantifiziert. Hier wird auch von Rating-Skalen gesprochen.

Im Folgenden sollen drei Fremdbeurteilungsinstrumente exemplarisch vorgestellt werden: das System der *Arbeitsgemeinschaft für Methodik und Dokumentation in der Psychiatrie (AMDP)* (AMDP 2007), die *Positive and Negative Syndrome Scale (PANSS)* (Kay 1991) und die *Hamilton Depression Scale (HAMD)* (Hamilton 1960).

Befunderhebung mit dem AMDP-System

Die *Arbeitsgemeinschaft für Methodik und Dokumentation in der Psychiatrie (AMDP)* wurde 1965 von deutschsprachigen Psychiatern gegründet. Ziel war es, die psychopathologische Befunderhebung zu standardisieren (AMDP 2007). Zunächst hatte man eher an ein Instrument für den Gebrauch in der Forschung gedacht. Später fand das AMDP-System jedoch auch Eingang in den klinischen Alltag. Den Kern des AMDP-Systems ist ein Manual zur Erhebung des psychischen (100 Einzelsymptome) und des somatischen (40 Einzelsymptome) Befundes. Der psychische Befund gliedert sich in folgende Symptombereiche:

- Bewusstseinsstörungen
- Orientierungsstörungen
- Aufmerksamkeits- und Gedächtnisstörungen
- formale Denkstörungen
- Befürchtungen und Zwänge
- Wahn
- Sinnestäuschungen
- Ich-Störungen
- Störungen der Affektivität
- Antrieb und Psychomotorik
- circadiane Besonderheiten
- andere Symptome

Jedes Symptom kann im AMDP-System auf einer vierstufigen Skala von 0 bis 3 (*nicht vorhanden, leicht, mittel, schwer*) bewertet werden. Falls ein Symptom *nicht untersuchbar* oder das Vorhandensein des Symptoms *fraglich* sein sollte, so lautet die Anweisung *keine Aussage* zum Symptom zu treffen. Mit Hilfe des AMDP-Systems wird der psychopathologische Querschnittbefund erfasst. Der für die Erfassung relevante Zeitraum ist frei wählbar. Es wird jedoch vorgeschlagen, den Beurteilungszeitraum auf die letzten drei bis vier Tage vor der Exploration zu beschränken. Jedem Symptom ist eine Definition vorangestellt. Hieran schließen sich Erläuterungen und Beispiele sowie Hinweise zur Graduierung an. Schließlich wird noch auf differenzialdiagnostisch abzugrenzende Merkmale eingegangen. Darüber hinaus steht ein halbstrukturierter Interviewleitfaden zur Verfügung (Fähndrich et al. 1998). Im AMDP-System können grundsätzlich drei verschiedene Arten von Items unterschieden werden:

- So beruht bei einigen Symptomen (*S-Items*) die Entscheidung über deren An- oder Abwesenheit und ggf. die Bestimmung des Schweregrades vorwiegend auf *Selbstaussage, -bericht, -schilderung* des Patienten. Dies heißt, dass der Patient sich explizit zum Sachverhalt äußern muss bzw. der Untersucher die Aufgabe hat, dies zu explorieren.
- Bei anderen Symptomen ist hingehen lediglich die *Fremdbeobachtung* durch den Untersucher ausschlaggebend (*F-Items*).
- Bei einigen Symptomen sind wiederum beide Erkenntnisquellen gleich wichtig (*SF-Items*).

Es ist allerdings zu betonen, dass es sich beim AMDP-System um eine Fremdbeurteilungsverfahren handelt, so dass auch bei den S-Items nicht automatisch die Aussagen des Patienten ungeprüft übernommen werden, sondern vielmehr die kritische Einschätzung des Untersuchers ausschlaggebend für die Beurteilung ist.

Die Anwendung des AMDP-Systems soll nun am Beispiel der Wahnphänomene verdeutlicht werden (▸ **Tab. 8.1**). Dabei wird zwischen einer *formalen* und einer *inhaltlichen* Beschreibung der Phänomene unterschieden. Der Untersucher wird nämlich dazu aufgefordert, sowohl den formalen als auch den inhaltlichen Aspekt bei der Beurteilung zu berücksichtigen. So ist es erforderlich, hier immer zwei Kodierungen vorzunehmen. Lediglich bei der *Wahnstimmung* ist dies aufgrund des noch unklaren Inhaltes nicht nötig. Mit Ausnahme der *Wahndynamik* handelt es sich hier um Phänomene, bei denen die Selbstschilderung des Patienten entscheidend ist.

Tab. 8.1: Wahnphänomene im AMDP-System

Formale Beschreibung
• Wahnstimmung (S) • Wahnwahrnehmung (S) • Wahneinfall (S) • Wahngedanken (S) • systematisierter Wahn (S) • Wahndynamik (SF)
Inhaltliche Beschreibung
• Beziehungswahn (S) • Beeinträchtigungs- und Verfolgungswahn (S) • Eifersuchtswahn (S) • Schuldwahn (S) • Verarmungswahn (S) • hypochondrischer Wahn (S) • Größenwahn (S) • andere Wahninhalte (S)

Was wird im AMDP-System unter einem Wahn verstanden? Folgender Definitionsversuch wird zunächst gegeben:

> »*Wahn entsteht auf dem Boden einer allgemeinen Veränderung der Realität des Erlebens und imponiert als Fehlbeurteilung der Realität, die mit apriorischer Evidenz (erfahrungsunabhängiger Gewissheit) auftritt und an der mit subjektiver Gewissheit festgehalten wird, auch wenn sie im Widerspruch zur Wirklichkeit und zur Erfahrung der gesunden Mitmenschen sowie ihrem kollektiven Meinen und Glauben steht*« (AMDP 2007, 60).

Hier lässt sich unschwer der Bezug zu den von Jaspers aufgestellten Wahnkriterien erkennen (Jaspers 1913). Im AMDP-System wird ausdrücklich darauf hingewiesen, dass *paranoische (wahnähnliche)* oder *überwertige (das Leben völlig beherrschende) Vorstellungen* die Wahnkriterien nicht erfüllen und deshalb auch nicht kodiert werden sollen. Eine besondere Stellung nimmt das Phänomen der *Wahnwahrnehmung* ein. Hierbei findet sich im AMDP-System folgender Definitionsversuch: »*Reale Sinneswahrnehmungen erhalten eine abnorme Bedeutung, meist im Sinne der Eigenbeziehung, ohne dass hierfür ein rational oder emotional verständlicher Anlass besteht. Die Wahnwahrnehmung ist eine wahnhafte Fehlinterpretation einer an sich richtigen Wahrnehmung*« (AMDP 2007, 63). Auch hier findet sich ein klarer Bezug zu den Vorarbeiten von Jaspers und Schneider (Jaspers 1913; Schneider 2007). So ist der Untersucher in jedem einzelnen Fall aufgefordert, zu überprüfen, ob es einen rationalen oder emotionalen Anlass für die abnorme Beziehungssetzung gibt. Dies erfordert die Anwendung der Methode des *genetischen Verstehens* im Sinne von Jaspers.

Die folgende Aufzählung gibt schließlich einen Überblick über die verschiedenen Ich-Störungen. Hier zeigt sich ein klarer Bezug zu den Symptomen 1. Ranges im Sinne von Schneider (Schneider 2007). Auch wird deutlich, wie stark das AMDP-System auf der traditionellen deutschsprachigen Psychopathologie aufbaut.

- Derealisation (S)
- Depersonalisation (S)
- Gedankenausbreitung (S)
- Gedankenentzug (S)
- Gedankeneingebung (S)
- andere Fremdbeeinflussungserlebnisse (S)

Befunderhebung mit der Positive and Negative Syndrome Scale (PANSS)

Während mit Hilfe des AMDP-Systems Symptome eines weiten Spektrums psychischer Störungen erfasst werden können, beschränkten sich viele standardisierte Untersuchungsinstrumente auf einen eingeschränkten Symptombereich. Im Bereich der schizophrenen Psychosen wird häufig die *Positive and Negative Syndrome Scale (PANSS)* eingesetzt (Kay 1991). Die PANSS enthält insgesamt 30 Einzelitems, die sich aus sieben Items für die Positivsymptomatik, aus sieben Items für die Negativsymptomatik und aus 16 Items für die allgemeine Psychopathologie zusammensetzen (► **Tab. 8.2**) Jedes Item kann auf einer Skala von 1 (nicht vorhanden) bis 7 (extrem ausgeprägt) bewertet werden. Alle 30 Symptome mit den jeweils sieben zugehörigen Bewertungsstufen sind mit Hilfe von Beschreibungen und Ankerbeispielen charakterisiert. Für die PANSS ergibt sich ein Summenscore, der Werte zwischen 30 und 210 annehmen kann. Auch lassen sich Subscores für Positivsymptomatik, Negativsymptomatik und allgemeine Psychopathologie berechnen.

Vergleicht man die PANSS mit dem AMDP-System, so wird am Beispiel der Wahnphänomene eine unterschiedliche Schwerpunktsetzung deutlich. Während das AMDP-System eine sehr differenzierte Betrachtung von formalen und inhaltlichen Aspekten anbietet, fehlen in der PANSS diese Gesichtspunkte, in der lediglich zwischen *Wahnideen (P1)*, *Größenideen (P5)*, *Misstrauen/Verfolgungsideen (P6)* und *ungewöhnlichen Denkinhalten (A9)* unterschieden wird. Das Konzept der Ich-Störungen wird in der PANSS nicht berücksichtigt. Im Gegensatz zum AMDP-System ist jedoch mit der PANSS eine wesentlich differenziertere Erfassung der Negativsymptomatik möglich.

Der PANNS liegt konzeptuell die dichotome Unterscheidung zwischen Positiv- und Negativsymptomatik schizophrener Psychosen zugrunde, die sich in den 1980er Jahren ausgehend vom angloamerikanischen Sprachraum zunehmend verbreitete (Andreasen und Olsen 1982; Crow 1980). Dieser Ansatz hat aber auch maßgebliche Wurzeln in der deutschsprachigen Psychopathologie, wobei vor allem die von Eugen Bleuler (1857–1939) getroffene Unterscheidung zwischen Grundsymptomen und akzessorischen Symptomen zu nennen ist (Bleuler 1911). Aber auch der strukturdynamische Ansatz Werner Janzariks kann durchaus als Wegbereiter des Positiv-/Negativ-Konzeptes angesehen werden. So lässt sich die Positivsymptomatik unter anderem im Sinne einer dynamischen Entgleisung und die Negativsymptomatik im Sinne einer dynamischen Insuffizienz interpretieren (Janzarik 1988).

Tab. 8.2: Überblick über die Positive and Negative Syndrome Scale (PANSS)

Positivsymptomatik

- Wahnideen (P1)
- formale Denkstörungen (P2)
- Halluzinationen (P3)
- Erregung (P4)
- Größenideen (P5)
- Misstrauen/Verfolgungsideen (P6)
- Feindseligkeit (P7)

Negativsymptomatik

- Affektverflachung (N1)
- emotionaler Rückzug (N2)
- mangelnder affektiver Rapport (N3)
- soziale Passivität und Apathie (N4)
- Schwierigkeiten beim abstrakten Denken (N5)
- Mangel an Spontaneität/Flüssigkeit der Sprache (N6)
- stereotype Gedanken (N7)

Tab. 8.2: Überblick über die Positive and Negative Syndrome Scale (PANSS) – Fortsetzung

Allgemeine Psychopathologie
• Sorge um die Gesundheit (A1) • Angst (A2) • Schuldgefühle (A3) • Anspannung (A4) • Manierismen und unnatürliche Körperhaltung (A5) • Depression (A6) • motorische Verlangsamung (A7) • unkooperatives Verhalten (A8) • ungewöhnliche Denkinhalte (A9) • Desorientiertheit (A10) • mangelnde Aufmerksamkeit (A11) • Mangel an Urteilsfähigkeit und Einsicht (A12) • Willensschwäche (A13) • mangelnde Impulskontrolle (A14) • Selbstbezogenheit (A15) • aktives soziales Vermeidungsverhalten (A16)

Befunderhebung mit der Hamilton Depression Scale (HAMD)

Für die Abbildung von Symptomen depressiver Störungen steht eine Reihe von Skalen zur Verfügung, wobei die *Hamilton Depression Scale (HAMD)* von 1960 sicherlich am bekanntesten ist (Hamilton 1960). Es gilt jedoch zu beachten, dass dieses Instrument in verschiedenen Versionen mit einer unterschiedlichen Anzahl von Items zu Verfügung steht. Die Symptome der Version mit 21 Items (HAMD-21) sind in Tabelle 8.3 aufgeführt.

Tab. 8.3: 21 Items der Hamilton Depression Scale (HAMD)

depressive Stimmung
Schuldgefühle
Suizidalität
Einschlafstörungen
Durchschlafstörungen
Arbeit und sonstige Tätigkeiten
Schlafstörung am Morgen
psychomotorische Hemmung
Erregung
Angst (psychisch)
Angst (somatisch)
gastrointestinale Symptome

Tab. 8.3: 21 Items der Hamilton Depression Scale (HAMD) – Fortsetzung

allgemeine somatische Symptome
sexuelle Störungen
Hypochondrie
Gewichtsverlust
Krankheitseinsicht
Tagesschwankungen
Depersonalisation und Derealisation
paranoide Symptome
Zwang

Jedes der 21 Items ist in seiner jeweiligen Ausprägung zu beurteilen, wobei zumeist eine fünfstufige Skala mit Werten von 0 bis 4 zur Verfügung steht. Bei manchen Symptomen gibt es allerdings nur drei Stufen (0 bis 2). Auf der Grundlage dieser Bewertung können dann Summenscores gebildet werden. Die Hamilton-Scale dient vor allem dazu, bei wiederholter Anwendung Veränderungen im Verlauf zu erfassen, was in der Hauptsache mit Hilfe des Summenscores möglich ist. Auf diese Weise können dann auch therapeutische Interventionen evaluiert werden. Auch lassen sich mit Hilfe des Summenscores Cut-off-Werte bilden. So können beispielsweise leichte, mittelschwere und schwere Depressionen voneinander abgegrenzt werden. Allerdings sind hier die verschiedenen Versionen des Instrumentes (17 Items vs. 21 Items) zu beachten.

Arbeiten mit quantitativen psychopathologischen Daten

Mit den dargestellten Skalen zur Befunderhebung wird auch eine Quantifizierung des psychopathologischen Befundes angestrebt. So wird im AMDP-System, in der PANSS und in der Hamilton-Depression-Scale jedes Item aufgrund seiner Ausprägung quantitativ erfasst. Im AMDP-System ist beispielsweise eine Bewertung von 0 bis 3 und in der PANSS eine Einstufung von 1 bis 7 möglich.

Mit solchen Datensätzen lassen sich statistische Verfahren durchführen. Hierbei sind vor allem multivariate statistische Analysen wie Faktorenanalyse, Clusteranalyse, Diskrimminanzanalyse, multidimensionale Skalierung oder Wachstumsanalyse mit latenten Klassen zu nennen. Die Entwicklung von leistungsfähigen Computern machte den breiten Einsatz solcher Verfahren möglich. In diesem Zusammenhang sind die historisch wichtigen Bücher von Katz und Mitarbeitern mit dem Titel *The Role and Methodology of Classification in Psychiatry and Psychopathology* (Katz et al. 1966) sowie von Overall und Klett mit dem Titel *Applied multivariate Analysis* (Overall und Klett 1972) zu erwähnen, die zur Verbreitung eines quantitativen psychopathologischen Ansatzes beigetragen haben. Ziel von multivariaten statistischen Verfahren ist es vor allem, die Anzahl der in einem

Datensatz enthaltenen Variablen zu reduzieren. So versucht die Faktorenanalyse beispielsweise von einer Vielzahl verschiedener Variablen (z. B. einzelnen psychopathologischen Symptomen) auf wenige, diesen Variablen zugrunde liegende Faktoren zu schließen. Liegt der psychopathologische Befund in der Form eines quantitativen Datensatzes vor, bietet sich auch die Möglichkeit einer dimensionalen Betrachtungsweise an. Hier wird dann von fließenden Übergängen zwischen einzelnen Symptomen und Syndromen ausgegangen und zumeist auf eine nosologische Einordnung ganz verzichtet (Jäger 2015).

Statistische Analysen auf der Basis von quantitativen psychopathologischen Daten sind auch Grundlagen von vielen aktuellen wissenschaftlichen Publikationen. Insbesondere trifft dies für Therapiestudien zu, die mit Hilfe weiterer mathematischer Modelle zu Metaanalysen zusammengefasst werden können. Nach den Prinzipien der evidenzbasierten Medizin können diese Ergebnisse dann in Behandlungsleitlinien eingehen (Weinmann 2007).

8.4 Bemühungen um eine Operationalisierung der Diagnostik

Diagnosen als Konventionen

Die Instrumente zur psychopathologischen Befunderhebung erlauben eine standardisierte Diagnostik auf der Symptomebene. Nach Feststellung der An- bzw. Abwesenheit einzelner Symptome erfolgt dann im Regelfall eine diagnostische Zuordnung auf der nosologischen Ebene. Hierunter versteht man die Einordnung in ein Klassifikations- und Ordnungssystem für Krankheiten (Jäger 2015). Auf dieser Ebene treten jedoch zumeist größere Schwierigkeiten als auf der Symptomebene auf. Dies hatte beispielsweise auch die US/UK-Studie gezeigt (Cooper 1972). Gemäß dem Programm des logischen Empirismus sollte insbesondere auch hier eine Standardisierung und Konventionalisierung angestrebt werden. So hatte beispielsweise Hans-Jürgen Möller eine *Vereinheitlichung und Präzisierung der diagnostischen Terminologie* gefordert (Möller 1993).

Ein Beispiel für eine solche Konventionalisierung findet sich bereits in der traditionellen deutschen Psychopathologie, nämlich in der differenzialtypologischen Unterscheidung zwischen Zyklothymie und Schizophrenie bei Schneider. Zu diesem Zweck hatte Schneider die *Symptome 1. Ranges* herausgearbeitet und hierauf seine Schizophreniedefinition aufgebaut: »*Wo derartige Erlebnisweisen einwandfrei Vorliegen und keine körperliche Grundkrankheiten zu finden sind, sprechen wir klinisch in aller Bescheidenheit von Schizophrenie*« (Schneider 2007, 62). Auf diese Weise wird bei Schneider die Schizophreniediagnose zu einer begriffliche Konvention. Es wird letztlich keine Aussage darüber getroffen, was eine Schizophrenie ist, sondern lediglich darüber, wie man zu einer diagnostischen Zuordnung kommen kann.

PSE/CATEGO-System

In der weiteren Entwicklung der psychiatrischen Diagnostik nahm das PSE/CATEGO-System eine wichtige Rolle ein. Die *Present State Examination (PSE)* ist ein strukturiertes Interview zur psychopathologischen Befunderhebung, das in den 1960er Jahren in Großbritannien entwickelt wurde. Die 9. Auflage liegt seit 1982 auch in deutscher Übersetzung vor (Wing et al. 1982). Die PSE orientiert sich überwiegend an der ärztlichen Explorationstechnik.

Mit Hilfe der PSE werden zunächst die An- oder Abwesenheit sowie der Schweregrad von insgesamt 140 Symptomen beurteilt. Die 18 Sektionen sind nach psychopathologischen Symptombereichen gegliedert. Für jedes zu beurteilende Symptom werden in der PSE vorformulierte Fragen angeboten. Ist der Untersucher bei der Beurteilung eines Symptoms zu einem sicheren Entschluss gekommen, so kann er weitere Fragen überspringen. Ausschlaggebend für die Entscheidung über das Vorliegen eines Symptoms ist nicht die Antwort des Patienten, sondern die klinische Beurteilung durch den Untersucher. Dieser soll hierbei alle verfügbaren Informationsquellen einbeziehen. Für jedes als vorhanden gewertete Symptom sollte ein Beispiel dokumentiert werden. In der PSE finden sich etliche Bezüge zur Psychopathologie im Sinne Schneiders (Schneider 2007). Dies wird beispielsweise daran deutlich, dass explizit auf die Symptome 1. Ranges zurückgegriffen wird. So lassen sich mit der PSE Phänomene wie *gemachte Gedanken*, *Gedankenausbreitung* oder *Gedankenentzug* erfassen (Wing et al. 1982).

CATEGO heißt ein zur PSE gehörendes Computerprogramm, mit dessen Hilfe die Daten aus der PSE weiterverarbeitet werden können (Wing et al. 1982). Die 140 Symptome lassen sich zunächst zu 38 Syndromen zusammenfassen. Darüber hinaus ist aber auch die Zuordnung zu deskriptiven Klassen möglich, welche sich ganz wesentlich an den traditionellen nosologischen Kategorien orientieren. Die diagnostische Zuordnung geschieht durch die Simulation der klinischen Entscheidungsfindung. Bei der Schizophreniediagnose spielen die von Schneider herausgearbeiteten Symptome 1. Ranges eine wesentliche Rolle. So wurde hier letztlich die Schizophreniedefinition Schneiders in ein Computerprogramm umgesetzt.

Das PSE/CATEGO-System wurde zu den *Schedules for Clinical Assessment in Neuropsychiatry (SCAN)* weiterentwickelt. Bei diesem handelt es sich um ein offizielles Instrument der WHO, das auch in deutscher Übersetzung vorliegt (WHO 1995). Neben den Manualen zur strukturierten Befunderhebung wie *PSE-10 (Present State Examination 10)*, *CHS (Clinical History Schedule)* oder *Item Group Checklist (IGC)* gibt es hier auch ein Computerprogramm zur Auswertung (ISHELL). Hiermit ist eine Ableitung von ICD-10- und DSM-IV-Diagnosen möglich.

Neo-Kraepelinismus und Entwicklung von diagnostischen Kriterien

Eine noch entscheidendere Rolle als die britischen Bemühungen bei der Entwicklung des PSE/CATEGO-Systems spielte die Strömung des *Neo-Kraepelinismus*, die in den 1970er Jahren in den Vereinigten Staaten erheblichen Einfluss gewann

(Blashfield 1984). Die US-amerikanische Psychiatrie war bis in die 1970er Jahre vorwiegend vom Gedankengut der Psychoanalyse geprägt. Die Neo-Kraepelinianer vertraten demgegenüber die Ansicht, dass die Psychiatrie ein Zweig der Medizin ist, welche sich am naturwissenschaftlichen Methodenideal zu orientieren hat. So sollte sich die Psychiatrie vor allem mit den biologischen Aspekten psychischer Erkrankungen befassen. Hierzu wurde die Beschäftigung mit Fragen der Klassifikation als sehr wichtig angesehen (Klerman 1990). Durch die »Neo-Kraepelinianer« kam es dann gleichsam zu einer *Remedikalisierung* der US-amerikanischen Psychiatrie (Sashbin 1999). Dies bedeute auch einer Annäherung an die kontinentaleuropäische Psychiatrie, die sich immer explizit als ein Teil der Medizin verstanden hatte.

Eine der wichtigsten Arbeiten stellt ein Artikel mit dem Titel *Establishment of diagnostic validity in psychiatric illness: its application to schizophrenia* dar, der 1970 publiziert wurde (Robins und Guze 1970). Die Autoren sprechen sich zunächst für eine kategoriale Diagnostik psychischer Störungen aus und fordern ein hierfür brauchbares Klassifikationssystem, das auf empirischen Studien aufbauen sollte. Hier lässt sich natürlich der Einfluss des logischen Empirismus erkennen. Hierzu wurde nun ein empirisches Modell zur Entwicklung eines Klassifikationssystems vorgestellt, welches aus fünf Phasen besteht: *Klinische Beschreibungen, Laborstudien, Abtrennung von anderen Störungen, Follow-up-Untersuchungen, Familienstudien* (Robins und Guze 1970).

In einer weiteren Publikation aus dem Jahre 1972 wurde dieses Programm dann mit der Entwicklung von expliziten diagnostischen Kriterien für bestimmte psychische Störungen verbunden (Feighner et al. 1972). Zu dieser Zeit hatten bereits die Vorarbeiten für das DSM-III unter der Leitung von Robert L. Spitzer begonnen. Im Jahre 1975 wurden schließlich unter Erstautorenschaft von Spitzer die *Research Diagnostic Criteria (RDC)* veröffentlich, die als eine Modifizierung, Ausarbeitung und Präzisierung der *Feighner-Kriterien* von 1972 anzusehen sind (Spitzer et al. 1975). Die Hauptaufgabe dieser Kriterien wurde darin gesehen, mit Hilfe von präzisen Ein- und Ausschlusskriterien relativ homogene Patientengruppen zu generieren. Durch die Auswahl von bestimmten diagnostischen Kriterien für eine gegebene Diagnosekategorie wird der Versuch gemacht, die diagnostische Einordnung *operational* zu definieren (Spitzer et al. 1975).

Operationalisierte Diagnostik im DSM-III

Der Ansatz einer operationalisierten Diagnostik mit klaren Ein- und Ausschlusskriterien, wie er in den *Research Diagnostic Criteria (RDC)* von 1975 zu Anwendung kam (Spitzer et al. 1975), ging dann direkt in die Konzeption des DSM-III ein (APA 1984). Als dieses Manual 1980 erschien, war hiermit gleichsam eine Revolution der psychiatrischen Diagnostik verbunden. Das Prinzip der Diagnostik im DSM-III zeichnet sich durch folgende Charakteristika aus (Jäger 2015):

- Verwendung von Ein- und Ausschlusskriterien
- elementaristischer psychopathologischer Ansatz

- deskriptiver Ansatz
- Verzicht auf ein explizites Krankheitsmodell
- Verwendung eines kategorialen Systems
- Prinzip der Komorbidität

War bis dahin die diagnostische Einordnung auf klinisch-intuitivem Wege erfolgt, konnte sie nun nach vorgegebenen Regeln in Form eines Algorithmus hergeleitet werden. Bei den jeweiligen Ein- und Ausschlusskriterien handelt es sich zumeist um einzelne psychopathologische Phänomene oder um Angaben über deren zeitliche Dauer. Die einzelnen diagnostischen Kriterien verbleiben überwiegend auf einer deskriptiven Ebene. So gehen in die Diagnostik fast ausschließlich klar fassbare Einzelelemente ein, über deren An- und Abwesenheit eine hohe intersubjektive Übereinstimmung erzielt werden kann. Das psychopathologische Gesamtbild wird in einzelne Elemente zerlegt, aufgrund deren An- oder Abwesenheit sich dann die Diagnose ableiten lässt. Auf diese Weise werden die einzelnen Symptome wie voneinander unabhängige logische Elemente behandelt (Jäger et al. 2008). Die Beziehung zwischen den einzelnen Symptomen und die Frage, wie verschiedene psychopathologischen Phänomene auseinander hervorgehen, spielen im diagnostischen Zuordnungsprozess kaum eine Rolle.

Entwicklung zu DSM-5 und ICD-10

Bereits 1987 wurde das DSM-III revidiert und als DSM-III-R herausgegeben. Im Jahre 1994 erschien schließlich das DSM-IV. Ziel der erneuten Revision war eine empirische Fundierung (Frances et al. 1989). Im Jahre 2000 wurde die Textrevision des DSM-IV (DSM-IV-TR) herausgegeben. Am grundlegenden Aufbau und an den diagnostischen Kriterien wurde im DSM-IV-TR nichts Wesentliches geändert. Schließlich wurde 2013 das DSM-5 vorgestellt (APA 2013). Die deutsche Übersetzung des DSM-5 erschien dann 2014 (APA 2014). Das Prinzip einer operationalisierten bzw. kriterienorientierten Diagnostik wurde über alle neuen Auflagen hinweg beibehalten.

Durch Einführung der operationalisierten Diagnostik im DSM-III verlor die ICD-9 im Bereich der psychischen Störungen an Bedeutung. Insbesondere in Forschungsprojekten orientierte man sich nun an den expliziten diagnostischen Kriterien des DSM-III. So hielt man sich bei der Erstellung des ICD-10 an die Prinzipien von DSM-III und DSM-III-R. Im Jahre 1992 erschienen zunächst die klinischen Beschreibungen und diagnostischen Leitlinien der ICD-10 (WHO 1999). Im Jahre 1993 wurden schließlich die Forschungskriterien der ICD-10 herausgegeben (WHO 1994).

8.5 Kritische Betrachtung von Ratingskalen und operationalisierter Diagnostik

An der Standardisierung und Konventionalisierung von psychopathologischer Befunderhebung und psychiatrischer Diagnostik wird bis heute Kritik geübt. So bedürfen sowohl die vielen verschiedenen psychopathologischen Ratingskalen als auch die operationalisierten Diagnosemanuale einer kritischen Würdigung. Beide Aspekte gehören zusammen, da eine operationalisierte Diagnostik eine möglichst standardisierte Befunderhebung voraussetzt, auch wenn dies in den entsprechenden Manualen wie DSM-5 und ICD-10 nicht explizit gefordert wird. Zunächst sollen die wesentlichen Kritikpunkte an der operationalisierten Diagnostik kurz zusammengefasst werden (Jäger 2015):

- unzureichende Beachtung des Gesamtbildes
- Vernachlässigung der subjektiven Psychopathologie
- Gefahr einer Trivialisierung der Diagnostik
- Reliabilität auf Kosten der Validität

Die operationalisierte Diagnostik ist durch einen elementaristischen Ansatz geprägt, der das psychopathologische Gesamtbild in einzelne Elemente zerlegt (Jäger et al. 2008). Die Verbindung der einzelnen Symptome sowie der Gesamtkontext bleiben zumeist unberücksichtigt. Insbesondere werden die Bereiche der subjektiven Psychopathologie im Sinne von Jaspers oft zu wenig berücksichtigt (Jäger et al. 2007). Diese Kritikpunkte treffen nicht nur die operationalisierten Diagnosemanuale wie ICD-10 und DSM-5, sondern auch die standardisierte Befunderhebung. Auch hier besteht die Gefahr, dass der Gesamtkontext verlorengeht und gerade die subjektiven Erlebnisweisen nicht ausreichend beachtet werden. Schließlich ist mit der Verwendung von Ratingskalen und kriterienorientierten Diagnosehandbüchern auch die Gefahr einer Trivialisierung von psychiatrischer Befunderhebung und Diagnostik verbunden. So kann der Eindruck entstehen, dass die entsprechenden Instrumente ohne eingehende psychopathologische Kenntnisse angewandt werden können. Die einzelnen Symptome, die in ICD-10 und DSM-5 als Kriterien aufgeführt sind, lassen sich nämlich vermeintlich einfach mit Hilfe von Checklisten abfragen und unkritisch in diagnostische Algorithmen einsetzen. Schließlich besteht noch die Gefahr des *Reliabilitäts-Validitäts-Dilemmas*, auf das auch explizite Befürworter einer standardisierten Befunderhebung und Diagnostik hingewiesen haben (Möller 1993).

Insbesondere wird auch von Psychiatern wie Henning Saß hervorgehoben, dass mit Verbreitung von Ratingskalen und Diagnosemanuale die Gefahr besteht, dass das psychopathologische Methodenrepertoire erheblich eingeschränkt wird. Dies trifft vor allem für diejenigen Methoden zu, die auf das subjektive Erleben des Patienten abzielen: *»Beispielsweise könnte eine phänomenologische Analyse der seelischen Abläufe mit Hilfe von Empathie, Introspektion und genetischem Verstehen, die wesentlich auf der Selbstwahrnehmung beruht, den gängigen Reliabi-*

litätsanforderungen nur schwer genügen« (Saß 1987, 358). Dementsprechend wird der Fokus eher auf einen anderen Phänomenbereich gelegt:

> »*Entsprechend der neopositivistischen Orientierung wird das Schwergewicht dabei auf relativ einfach zu beobachtende oder zu explorierende Daten des Verhaltens, weniger des Erlebens gelegt. Komplexere psychopathologische Phänomene, die einen höheren Grad von Theorie und Interpretation erfordern, werden weitgehend vernachlässigt*« (Saß 1987, 356).

Der Mainzer Psychiater Johannes Glatzel spricht bezüglich der standardisierten Befunderhebung und Diagnostik sogar von der *Abschaffung der Psychopathologie im Namen des Empirismus* (Glatzel 1990). In diesem Zusammenhang hebt er vor allem den anthropologischen Aspekt der Psychopathologie hervor. Die Psychopathologie darf sich, so Glatzel, nicht darauf beschränken dem Kliniker lediglich ein Symptominventar für die psychiatrische Diagnostik bereitzustellen. Glatzel bringt dies mit folgenden recht deutlichen Worten zum Ausdruck:

> »*Ich denke, es ist einfach unredlich zu behaupten, die Gewissheit des psychiatrischen Diagnostikers, einem Schizophrenen oder einem Melancholiker zu begegnen, gründe im Aufweis einer Reihe nominaldefinierter oder operational explizierter sog. psychopathologischer Phänomene. Ihm darf es nicht genügen, die für die Diagnose geforderten Merkmale und Nomina zusammenzutragen – es sei denn, im Labor sei ihm die Faszination durch die Wirklichkeit seelischer Abwegigkeiten abhanden gekommen. Und indem er weiter fragt, zu verstehen sucht, Beziehungen herstellt zwischen Biographie, Lebenssituation und wahrgenommener Veränderung, überschreitet er die Grenzen empirischer Psychiatrie. Nun geht es um Aussagen um das Wesen dieser besonderen Abnormität, etwa über deren anthropologische Bedeutung, deren anthropologischen Stellenwert*« (Glatzel 1990, 279)

Kritische Überlegungen zur standardisierten Befunderhebung und Diagnostik werden aber nicht nur in der deutschsprachigen Psychiatrie angestellt. So spricht beispielsweise die US-amerikanische Psychiaterin Nancy Andreasen in einem 2007 erschienenen Artikel im Zusammenhang mit dem DSM vom *Tod der Phänomenologie in Amerika* (Andreasen 2007). Andreasen kritisiert unter anderem, dass die psychopathologischen Kenntnisse immer weiter abnehmen. Studierende werden beispielsweise dazu angehalten, die Kriterien des DSM auswendig zu lernen, anstatt sich mit den grundlegenden Konzepten der bedeutenden Psychopathologen auseinanderzusetzen. In diesem Zusammenhang hebt Andreasen explizit auch den Wert der traditionellen deutschsprachigen Psychopathologie heraus und fordert dazu auf, diese Grundlagen wieder mehr zu beachten.

9 Psychopathologie im Zeichen der Neurobiologie

9.1 Dekade des Gehirns

Seit den 1990er Jahren steht insbesondere die akademische Psychiatrie zunehmend im Zeichen neurobiologischer Forschung. Dies hatte sicherlich mit der Entwicklung neuerer Untersuchungsmethoden zu tun, wobei hier besonders die funktionelle Kernspintomographie sowie die molekulargenetischen Verfahren zu nennen sind. In diesem Zusammenhang ist auch zu erwähnen, dass von der US-amerikanischen Regierung im Jahre 1990 die *Dekade des Gehirns* ausgerufen wurde. Dies war auch mit einer umfangreichen finanziellen Förderung der neurobiologischen Forschung verbunden. Diese Bemühungen brachten einen erheblichen Erkenntnisgewinn auf dem Gebiet der Neurobiologie mit sich (Tandon 2000). So war es vielleicht kein Zufall, dass am Ende dieser Dekade im Jahre 2000 der Nobelpreis für Medizin oder Physiologie an drei Neurowissenschaftler verliehen wurde, Arvid Carlsson (geb. 1923), Paul Greengard (geb. 1925) und Eric Kandell (geb. 1929).

Es kann allerdings durchaus kontrovers diskutiert werden, ob diese neurowissenschaftlichen Erkenntnisse für die Psychiatrie von großem Nutzen sind. Dennoch ist speziell die universitäre Psychiatrie derzeit sehr von neurobiologischen Ansätzen geprägt. Diese haben durchaus eine lange Tradition und können sich unter anderen auch auf die Arbeiten von Emil Kraepelin berufen.

9.2 Validierungsparadigma im Sinne von Emil Kraepelin

Als ein maßgeblicher Wegbereiter der modernen Psychiatrie kann Emil Kraepelin angesehen werden. Kraepelin wurde 1856 in Neustrelitz geboren. Bereits während seines Medizinstudiums war er von Wilhelm Wundts (1832–920) Experimentalpsychologie fasziniert. Schon als Assistenzarzt, wo er unter anderem bei Franz v. Rinecker (1811–1883), Bernhard v. Gudden (1824–1886) und Paul Flechsig (1847–1929) tätig war, arbeitete er immer wieder in Wundts experimentalpsychologischem Laboratorium. Nach der Tätigkeit als Ordinarius an der baltischen Universität Dorpat übernahm er 1891 den Heidelberger Lehrstuhl für Psychiatrie. Von 1903 bis 1922 war er dann schließlich als Ordinarius in München tätig und leitete die dortige Klinik. Im Jahre 1917 wurde von ihm dort auch die Deutsche Forschungsanstalt für Psychiatrie gegründet, deren Leitung er bis zu seinem Tode im Jahre 1926 innehatte. Hieraus sollte später das Münchener Max-Planck-Institut für Psychiatrie hervorgehen.

Kraepelin bemühte sich darum, die Psychiatrie als vollwertige medizinische Fachdisziplin zu etablieren. In diesem Sinne setzte er sich für eine systematische Ordnung der Krankheiten ein, die für ihn am Beginn aller wissenschaftlichen Bemühungen in der Psychiatrie stehen sollte (Kraepelin 1899). Er ging hierbei von abgrenzbaren Krankheitseinheiten aus, zu deren Erforschung unterschiedliche Methoden verwendet werden können. Man werde, so Kraepelin, immer zu den gleichen Krankheitseinheiten gelangen, egal ob man bei der Klassifikation psychischer Erkrankung ätiologische, neuropathologische oder psychopathologische Aspekte verwendet. In Ermangelung an konsistenten biologischen Befunden konzipierte er seine Krankheitseinheiten aufgrund klinischer Verlaufsbeobachtungen. Er hatte jedoch immer das Ziel vor Augen, später jeweils noch die zugehörige Ätiologie und Neuropathologie zu finden. Das Krankheitsmodell Kraepelins ist somit vom Postulat eines Zusammenfallens von Ätiologie, Neuropathologie und Krankheitsverlauf geprägt (► **Abb. 9.1**). Dies bedeutet, dass die psychopathologisch eingegrenzten Erkrankungsgruppen durch ätiologische und histopathologische Befunde validiert werden sollen.

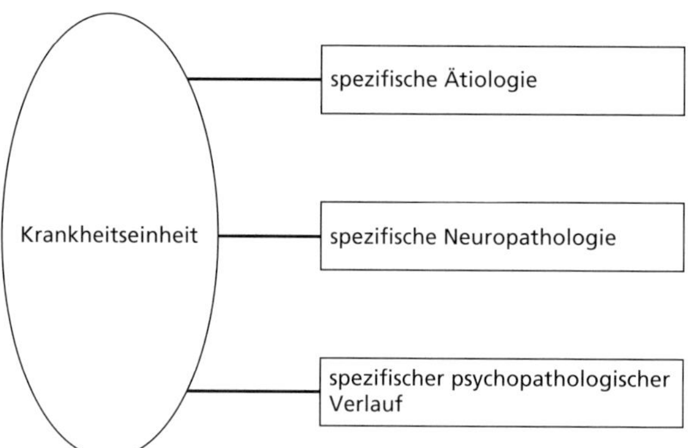

Abb. 9.1: Krankheitsmodell von Emil Kraepelin

Das Validierungsmodell im Sinne von Kraepelin wurde in den 1970er Jahre von den sogenannten »Neo-Kraepelinianern« wieder aufgenommen. Unter den »Neo-Kraepelinianern« versteht man eine Gruppe von US-amerikanischen Psychiatern, die die Psychiatrie als dezidiert medizinische Disziplin ansahen und sich am naturwissenschaftlichen Methodenideal orientierten. In einer 1970 erschienenen Arbeit wurde ein Modell vorgestellt, wie man zu einem empirisch fundierten Klassifikationssystem psychischer Krankheiten kommen kann (Robins und Guze 1970) (► **Abb. 9.2**). Ähnlich wie bei Kraepelin ist auch hier die klinische bzw.

psychopathologische Beschreibung der Ausgangspunkt für weitere Untersuchungen wie Laborstudien, Follow-up-Untersuchungen oder Familienstudien.

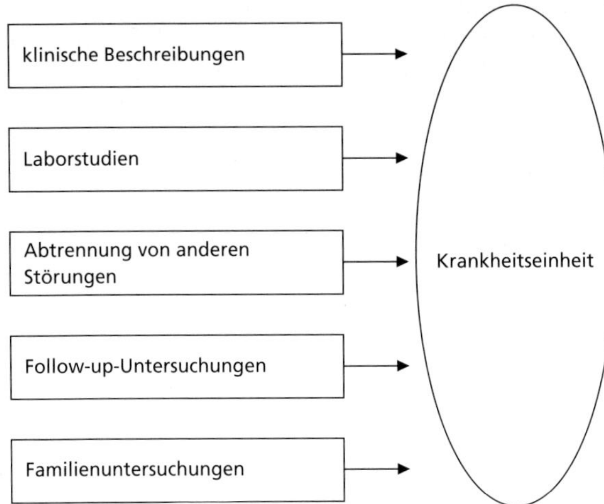

Abb. 9.2: Validierungsmodell der Neo-Kraepelinianer

9.3 Abschied vom Validierungsparadigma

In den letzten Jahren scheint sich in der Psychiatrie ein regelrechter Paradigmenwechsel anzudeuten, der mit einem Abschied vom Validierungsmodell im Sinne Kraepelins bzw. der Neo-Kraepelinianer verbunden ist. Das Validierungsparadigma geht primär von psychopathologischen Beschreibungen aus und versucht von diesen auf neurobiologische Befunde zu schließen. So wird hier im Regelfall bei aufgrund der psychopathologischen Symptomatik zusammengefassten Patientengruppen nach neurobiologischen Auffälligkeiten im Vergleich zur Normalbevölkerung gesucht.

Johannes Thome, Direktor der psychiatrischen Universitätsklinik in Rostock, setzt sich mit den Möglichkeiten einer *molekularen Psychiatrie* auseinander (Thome 2005). Er spricht sich dafür aus, nicht mehr von deskriptiven psychopathologischen Beschreibungen auszugehen und zu diesen dann mögliche biologische Korrelate zu suchen. Stattdessen wird eine umgekehrte Vorgehensweise mit primärer Orientierung an biologischen Phänomenen vorgeschlagen, um zu einer *echten psychiatrischen Nosologie* gelangen zu können.

Der sich bereits hier andeutende Paradigmenwechsel wird auch an der *Research Domain Criteria (RDoC)-Projekt* deutlich, das im Jahre 2009 von National Institut of Mental Health (NIMH) in den Vereinigten Staaten ins Leben gerufen wurde

(Insel 2014). Ziel dieses Projektes ist es, Grundlagenforschung und klinische Forschung zusammenzuführen, und dafür zuverlässige Messvariablen zu entwickeln (Cuberth und Insel 2013). Hierbei sollen jeweils grundlegende genetische, neurobiologische, verhaltensbezogene, umweltbezogene und experimentelle Faktoren in verschiedene Krankheitskonstrukte integriert werden. Der Entwurf der RDoC entspricht einer zweidimensionalen Matrix, die sich aus acht verschiedenen Untersuchungsebenen (*Gene, Moleküle, Zellen, Regelkreise, Physiologie, Verhalten, subjektives Erleben, Paradigmen*) und fünf verschiedenen Domänen (*positives Valenzsystem, negatives Valenzsystem, kognitive Systeme, Systeme für soziale Prozesse, Erregungs- und Regulationssysteme*) zusammensetzt (Cuberth und Insel 2013). Die letztlich aufeinander aufbauenden Untersuchungsebenen sollen den Einsatz verschiedener Forschungsansätze ermöglichen. Hierbei ist es ein ausdrückliches Ziel, die verschiedenen Untersuchungsverfahren miteinander zu verbinden, um auf diese Weise zu einem integrativen Ansatz zu gelangen. Das RDoC-Projekt wird als Grundlage für die weitere Forschung angesehen. Der Einsatz zur Diagnostik im klinischen Alltag wird in diesem frühen Stadium des Projektes jedoch noch eher skeptisch beurteilt.

Thomas R. Insel, der Direktor des National Institut of Mental Health (NIMH), vergleicht das RDoC-Projekt mit den Ansätzen der »Neo-Kraepelinianer«, insbesondere mit der Arbeit von Robins und Guze von 1970 (Insel 2014). Die Autoren hatten sich damals für ein Validierungsmodell ausgesprochen, das in der Tradition von Kraepelin steht (Robins und Guze 1970). Mit dem RDoC-Projekt ist nun für Thomas R. Insel die Zeit für einen Paradigmenwechsel in der psychiatrischen Diagnostik gekommen. So stellt das RDoC-Projekt eine klare Abkehr vom Validierungsparadigma hin zu einem eher funktionellen Ansatz dar.

9.4 Verbindung von neurobiologischen und psychopathologischen Ansätzen

Psychopathologie und neuronale Netzwerkmodelle

Es hat immer wieder Bemühungen gegeben, psychopathologische Konzepte mit neurobiologischen Forschungsergebnissen zu verbinden. Als Beispiele wurden bereits die Ansätze von Janzarik und Huber aufgeführt. In jüngerer Zeit bemühte sich insbesondere auch Manfred Spitzer um eine solche Verbindung. Spitzer war zunächst in den Universitätskliniken in Freiburg und Heidelberg tätig. Seit 1998 ist er Direktor der Klinik für Psychiatrie und Psychotherapie III der Universität Ulm. In frühen Arbeiten beschäftigt sich Spitzer unter anderen mit den Phänomenen der Halluzinationen und des Wahns (Spitzer 1989). Hierbei nimmt er zunächst Bezug auf die Überlegung von Jaspers, von dem die folgenden drei Wahnkriterien herausgearbeitet wurden (Jaspers 1913):

- subjektive Gewissheit
- Unkorrigierbarkeit
- Unmöglichkeit des Inhaltes

Spitzer setzt sich nun kritisch mit dem dritten Kriterium auseinander, insbesondere auch aus der Perspektive der transkulturellen Psychiatrie. Zur Prüfung der »Unmöglichkeit des Inhaltes« wird zumeist auf Begriffe wie *Richtigkeit, Norm und Realität* zurückgegriffen. Hierbei lassen sich häufig jedoch keine eindeutigen Aussagen treffen. So ist für Spitzer das dritte Wahnkriterium einer deutlichen Einschränkung zu unterziehen. Es ist lediglich als »*Hinweis für das Vorhandenseins von Wahn klinisch brauchbar, zur Wesensbestimmung trägt es nicht bei*« (Spitzer 1989). Hieran anschließend bemüht sich Spitzer darum, eine konzise Wahndefinition zu geben:

> »*Beim Wahn handelt es sich um Aussagen, die formal wie Aussagen über einen mentalen Zustand geäußert werden, bei deren Inhalt es sich jedoch nicht um mentale Zustände, sondern um intersubjektiv zugängliche (›objektive‹) Sachverhalte handelt*« (Spitzer 1989, 116).

Daraus ergibt sich für ihn in Hinblick auf die klinische Praxis, »*dass es klinisch nicht um eine empirische Validierung oder Falsifizierung von Patientenaussagen geht, sondern um die genaue Erfassung der Art, wie eine Person bestimmte Aussagen vertritt*« (Spitzer 1989, 116).

In weiteren Beiträgen setzt sich Spitzer mit der Bedeutung des Konzeptes neuronaler Netzwerke für psychopathologische Phänomene auseinander. In diesem Zusammenhang ist auch sein populärwissenschaftlich geschriebenes Buch mit dem Titel *Geist im Netz. Modelle für Lernen, Denken und Handeln* zu nennen (Spitzer 2000). Psychische Krankheiten, insbesondere die schizophrenen Psychosen, werden als Netzwerkstörungen aufgefasst. In diesem Modell können die bei schizophrenen Psychosen auftretenden formalen Denkstörungen als *Ausdruck eines verminderten Signal-Rausch-Verhältnisses* in *semantischen Netzwerken* angesehen werden. Dies ist möglicherweise mit einem Mangel am Neuromodulator Dopamin verbunden. Der akute Wahn wird von Spitzer als eine Störung der *Neuromodulation* interpretiert, der chronische Wahn hingegen als eine Störung der *Neuroplastizität.* So wird der akute Wahn auch mit einer vermehrten Dopaminaktivität in Verbindung gebracht. Der chronische Wahn wird hingegen als eine *Deformation in kortikalen hochstufigen kartenähnlichen Repräsentationssystemen* angesehen. Spitzer greift an dieser Stelle explizit auf die strukturdynamischen Überlegungen von Janzarik und insbesondere auf den Begriff der *Strukturverformung* zurück (Janzarik 1988). So geht er auch im Sinne Janzariks davon aus, dass sich durch Neuroleptika lediglich die Störung der Neuromodulation im akuten Wahn therapeutisch beeinflussen lassen, nicht jedoch die Deformierung in den langfristig gespeicherten Repräsentationen.

Ansätze einer funktionellen Psychopathologie

Funktionelle Ansätze stellen ein Beispiel für weitere Bemühungen dar, psychopathologische Konzepte und neurobiologische Konzepte miteinander zu verbinden.

Hierbei soll zunächst auf die Arbeiten des niederländischen Psychiaters Herman van Praag und seinen Mitarbeitern eingegangen werden (von Praag und Leijnse 1965; van Praag et al. 1987). Diese kritisieren den traditionellen pathologisch-anatomischen Krankheitsbegriff, den sie für die biologische Psychiatrie nur für begrenzt brauchbar halten. Stattdessen wird eine funktionelle Betrachtungsweise vorgeschlagen, die sich mit gestörten Prozessen des Hirnstoffwechsels befasst. In diesem Zusammenhang wird versucht, nach neurochemischen Korrelaten für bestimmte psychopathologische Syndrome und Symptome zu suchen. Dies wird vor allem in Hinblick auf den Serotoninstoffwechsel ausgeführt, der mit psychopathologischen Symptomdimensionen wie aggressivem Verhalten, Angst und Depressivität in Verbindung gebracht wird (van Praag et al. 1987). Aber auch das dopaminerge System wird mit Depression und Anhedonie in Verbindung gebracht (van Praag et al. 1975).

Ein funktionelles Konzept für den Bereich der Persönlichkeitsstörungen wurde vom US-amerikanischen Psychiater C. Robert Cloninger vorgestellt. In diesem wird davon ausgegangen, dass es drei verschiedene Dimensionen von Persönlichkeitsmerkmalen gibt, die mit bestimmten Neurotransmittern in Verbindung stehen (Cloninger 1987):

- Sensationsverhalten (dopaminerges System)
- Vermeidungsverhalten (serotonerges System)
- Belohnungsabhängigkeit (noradrenerges System)

Weitere Vorschläge für einen funktionellen Ansatz stammen von Wolfgang Gaebel und Mitarbeitern aus der Düsseldorfer Universitätsklinik. Diese sprechen sich beispielsweise dafür aus, eine psychiatrische Taxonomie auf der Grundlage von neuromentalen *modularen Subsystemen* zu etablieren (Gaebel et al. 2006). Durch den Übergang von einer bisher vorwiegend deskriptiven zu einer funktionalen Psychopathologie wird ein *modular-konnektionistisches Diagnosesystem psychischer Störungen* angestrebt, welches neurobiologische Forschungsergebnisse vor dem Hintergrund eines biopsychosozialen Modells integrieren kann (Gaebel et al. 2006).

Konzept einer biologischen Psychopathologie

Ein weiterer funktioneller Ansatz in der Psychopathologie stammt aus der Berner Universitätsklinik, welche von Werner Strik geleitet wird. Hier werden insbesondere auch die Konzepte der der Wernicke-Kleist-Leonhard-Schule weitergeführt. Strik war in der Würzburger Universitätsklinik bei Helmuth Beckmann tätig, bevor er 1998 als Ordinarius und Klinikdirektor nach Bern wechselte. Im Jahre 2011 erschien ein gemeinsam mit Thomas Dierks verfasstes Buch mit dem Titel *Biologische Psychopathologie* (Strik und Dierks 2011). Hierbei werden zunächst die Bedeutung der Neurowissenschaften und deren vielfältiges Methodenrepertoire für psychopathologische Konzepte herausgehoben. Konkret wird gefordert, *»die geisteswissenschaftliche und die neurobiologische Dimension der Psychiatrie* *wieder auf einen gemeinsamen Nenner zu stellen«* (Strik und Dierks 2011, 18). Es wird davon ausgegangen, dass sich die eher geisteswissenschaftlichen Methoden wie Hermeneutik und Phänomenologie und die modernen neurobiologischen Methoden sinnvoll ergänzen.

Von diesen Prämissen ausgehend versuchen Strik und Dierks, die verschiedenen psychopathologischen Symptome in einen Zusammenhang mit bereits bekannten neuronalen Funktionssystemen zu bringen. Es wird eine Systematik angewandt, die sich an den wichtigsten *Kommunikationskanälen* orientiert. In diesem Zusammenhang werden drei *Domänen der zwischenmenschlichen Kommunikation* als bedeutsam angesehen und mit möglichen neurobiologischen Korrelaten in Verbindung gebracht:

- Domäne der *Sprache* (Temporallappen mit Wernicke- und Broca Areal)
- Domäne der *Affekte* (limbisches System)
- Domäne der *Motorik* (Motorkortex, Basalganglien, Thalamus)

Diese Systematik wird nun am Beispiel der psychotischen Erkrankungen weiter ausgeführt. Ausgangspunkt ist, dass die verschiedenen psychopathologischen Phänomene den drei beschriebenen Domänen zugeordnet werden können. Störungen werden entweder als Hyperfunktion oder als Hypofunktion aufgefasst (▸ **Abb. 9.3**), was zu einem systemspezifischen Ansatz führt, der gut mit den Konzepten von Wernicke, Kleist und Leonhard vergleichbar ist.

	Sprache	**Affekt**	**Motorik**
Hyperfunktion	+	+	+
Hypofunktion	-	-	-

Abb. 9.3: System-spezifischer Ansatz bei schizophrenen Psychosen

Zur Erfassung der systemspezifischen Symptome wurden die Berner Skala zur Psychopathologie entwickelt (Strik et al. 2010). Dabei werden die Symptome den drei Domänen Sprache, Affekt und Motorik zugeordnet (▸ **Tab. 9.1**). Jedes der einzelnen Symptome kann im Sinne einer Hyperfunktion oder einer Hypofunktion gestört sein, weshalb jedes einzelne Item entweder als unauffällig, gesteigert (S+, A+, M+) oder vermindert (S–, A–, M–) eingestuft werden kann. Im Weiteren wird noch zwischen *quantitativen Symptomen, qualitativen Symptomen, objektiven Zeichen, subjektiven Zeichen* und *indirekten Zeichen* unterschieden. Schließlich ist der Untersucher noch aufgefordert, eine Globalbewertung auf jeder der drei Domänen vorzunehmen, welche Werte von –3 bis +3 annehmen kann.

Tab. 9.1: Überblick über die Berner Skala zur Psychopathologie

	Sprache (S)	Affekt (A)	Motorik (M)
quantitative Symptome	Spontaneität der Sprache Sprechpausen Sprechgeschwindigkeit Ideen Antwortlatenz Reaktion auf Gesprächspartner	---	Bewegungsmenge Bewegungspausen Bewegungsgeschwindigkeit Bewegungsausdruck Anregbarkeit der Bewegung
qualitative Symptome	Personenverwechslung Zusammenhalt der Sprache Unterbrechungen Begriffszuordnung Erfassen von Bedeutung	---	Bewegungsabläufe willentliche Bewegungskontrolle Bewegungszweckhaftigkeit
objektive Zeichen	---	emotionale Reaktion Körperhaltung Bewegungsabläufe Gestik Mimik Atmung Hautfarbe Augen Schweißsekretion Reflexe Prosodie Muskeltonus	
subjektive Zeichen	Gedankenfluss Gedankenmenge Gedankenklarheit Bedürfnis zu sprechen	Emotion Besorgnis Ruhe Spannung Wohlbefinden körperliche Empfindung Vertrauen Hilfsbedürfnis Gewissheit zwischenmenschlicher Kontakt	Bewegungsantrieb Bewegungsbedürfnis

Tab. 9.1: Überblick über die Berner Skala zur Psychopathologie – Fortsetzung

	Sprache (S)	Affekt (A)	Motorik (M)
indirekte Zeichen	---	überwertige oder Wahnideen Trugwahrnehmung emotionale Erregung Zuwendung (Gefühl) Kontakt	

Psychopathologie als Lückenfüller?

Vor dem Hintergrund der neuen Erkenntnisse neurobiologischer Forschung stellt sich die Frage, ob in Zukunft die Psychopathologie noch notwendig ist. So kann man durchaus die Ansicht vertreten, dass psychopathologische Erkenntnisse in den nächsten Jahren immer mehr durch neurobiologische Erkenntnisse verdrängt werden. So hatte bereits Conrad in Hinblick auf die Schizophrenieforschung der pathophysiologischen Forschung ganz klar das Primat vor den psychopathologischen Methoden eingeräumt (Conrad 2002). In diesem Sinne hatte er dazu aufgefordert, trotz anhaltenden Misserfolges weiter nach einem organischen Substrat schizophrener Psychosen zu suchen. Philosophische und anthropologische Ansätze wurden von Conrad als Bereicherungen angesehen, *»solange sie die Bemühungen um eine physiopathologische Lösung des Problems nicht lähmen«* (Conrad 2002, 140).

Aktuell spricht sich insbesondere Florian Holsboer (geb. 1945), der ehemalige Leiter des Max-Plank-Institutes für Psychiatrie in München, ganz offen dafür aus, die traditionellen psychopathologischen Konzepte durch die Aufklärung molekularer Mechanismen psychischer Störungen überflüssig zu machen und hierdurch eine *personalisierte* Therapie zu ermöglichen (Holsboer 2009). Der Psychopathologie kommt in einem solchen Ansatz lediglich die Funktion des Lückenfüllers zu, bis ausreichende neurobiologische Erkenntnisse vorliegen.

9.5 Phänomenologisch-ökologische Konzeption als Gegenbewegung

Einfluss der philosophischen Strömung der neuen Phänomenologie

Eine Gegenströmung zu den naturwissenschaftlich orientierten Konzepten nehmen aktuell phänomenologische Ansätze ein. Phänomenologie wird in diesem Zusammenhang nicht im Sinne von Jaspers verwendet, der unter diesem Begriff die Methode des *statischen Verstehens* verstand (Jaspers 1913). Vielmehr wird hier auf die Konzepte des Philosophen Edmund Husserl (1859–1938) Bezug genommen, der maßgeblich daran beteiligt war, die Phänomenologie als philosophische Methode zu begründen. Die Phänomenologie verfolgt das Ziel, *»Wesenheiten unmittelbar zu erfassen«*, d. h. *Wesensschau* zu betreiben (Störig 1985, 585). Husserls Werk hatte einen großen Einfluss auf die Philosophie des 20. Jahrhunderts. In Frankreich ist die Phänomenologie vor allem mit dem Namen von Maurice Merleau-Ponty (1908–1961) verbunden. In der deutschen Philosophie ist hingegen der Ansatz der *Neuen Phänomenologie* zu nennen, der vom Kieler Philosophen Hermann Schmitz (geb. 1928) vertreten wird. Diesem Konzept kommt durchaus auch in Hinblick auf psychopathologische Überlegungen eine Relevanz zu.

Hermann Schmitz setzt sich in seinen Überlegungen mit der *Abstraktionsbasis einer Kultur* auseinander. Hierunter versteht er die *»zäh prägende Schicht vermeintlicher Selbstverständlichkeiten, die zwischen der unwillkürlichen Lebenserfahrung einerseits, den Begriffen, Theorien und Bewertungen andererseits den Filter bildet«* (Schmitz 2009, 11). Schmitz versucht aufzuzeigen, dass es in der griechischen Antike zu einem regelrechten Paradigmenwechsel gekommen ist. Das neue Paradigma, welches sich für die weitere europäische Kultur als prägend erwiesen hat, sieht Schmitz vor allen durch drei Merkmale gekennzeichnet:

- Unter *Psychologismus* wird hierbei die *»Einquartierung des gesamten Erlebens eines Menschen in seine Innenwelt«* verstanden (Schmitz 2009, 14).
- Mit *Reduktionismus* wird die *»Abschleifung der Außenwelt [...] bis auf wenige Klassen besonders leicht [...] identifizierbarer, manipulierbarer und quantifizierbarer Merkmale«* bezeichnet, welche *»an der Oberfläche fester Körper abgelesen werden können und noch heute die gesamte Abstraktionsbasis der Physik bilden«* (Schmitz 2009, 14). Es handelt sich hier um Merkmale, die durch einfache Sinneswahrnehmung erfasst werden können.
- *Introjektion* meint schließlich die *»Ablagerung des vom Reduktionismus abgeschliffenen Abfalls in der im Dienst der Selbstbemächtigung bereitgestellten Innenwelt«* (Schmitz 2009, 14).

Die *Neue Phänomenologie* verfolgt das Ziel, die Mängel einer solchen *psychologistisch-reduktionistisch-introjektionistischen Vergegenständlichung* zu überwinden. Hiermit ist eine klare Absage an das Programm des logischen Empirismus verbunden. In diesem Zusammenhang setzt sich Hermann Schmitz mit dem Begriff des Leibes auseinander und bemüht sich, eine Definition zu geben:

> *»Unter dem eigenen Leib eines Menschen verstehe ich das, was er in der Gegend seines Körpers von sich spüren kann, ohne sich auf das Zeugnis der fünf Sinne (Sehen, Hören, Tasten, Riechen, Schmecken) und des perzeptiven Körperschemas (d. h. aus Erfahrungen des Sehens und Tastens abgeleiteten habituellen Vorstellungsgebildes vom eigenen Körper) zu stützen«* (Schmitz 2009, 15 f).

Das Leiberleben spielt sich vor allem zwischen den Dimensionen *Enge* und *Weite* ab. Gefühle sind für Schmitz *»räumliche, aber ortlos ergossene Atmosphären«* (Schmitz 2009, 23), Wahrnehmung wird von ihm als *leibliche Kommunikation* angesehen. Auf diese Weise erfolgt eine Abgrenzung von der naturwissenschaftlich geprägten Auffassung:

»*Entsprechend kann die Frage, was Wahrnehmung ist, welche Struktur und welche Merkmale sie hat, nur vom Phänomenologen beantwortet werden, während der Physiologe die zugehörigen Begleitvorgänge im reduktionistisch präparierten Körper des wahrnehmenden Bewußthabers untersucht*« (Schmitz 2009, 30).

Schließlich bemüht sich Schmitz darum, verschiedene Raumstrukturen phänomenologisch voneinander abzugrenzen (▸ **Tab. 9.2**).

Tab. 9.2: Unterscheidung verschiedener phänomenologischer Raumstrukturen bei Schmitz

Raumstrukturen	Erläuterungen
leiblicher Raum	Raum, der durch die Strukturen der leiblichen Dynamik und leiblichen Kommunikation mit der Achse von Enge und Weite bestimmt ist
Gefühlsraum	Raum, in dem sich Gefühle als ortlos ergossenen Atmosphären ausbreiten
Ortsraum und Fläche	Raum, dem der Leib durch die Fläche entfremdet ist. Gängiger Raum der Mathematik und Naturwissenschaften
Wohnung	Kultur der Gefühle im umfriedeten Raum

Überlegungen zur Psychopathologie von Leib und Raum

Die Überlegungen der philosophischen Strömung der Phänomenologie hatte auch Einfluss auf die Psychopathologie, wobei hier beispielsweise die Ansätze des Heidelberger Psychiaters Thomas Fuchs zu nennen sind. Fuchs Habilitationsschrift trägt den Titel *Psychopathologie von Leib und Raum. Phänomenologisch-empirische Untersuchungen zu depressiven und paranoiden Erkrankungen* (Fuchs 2000). Hierbei bezieht sich Fuchs explizit auch auf die Ansätze von Maurice Merleau-Ponty und Hermann Schmitz. Leiblichkeit wird von Fuchs als ein zentraler Punkt angesehen, der für das Verständnis psychischer Erkrankungen von Bedeutung ist. Der Leib soll hierbei nicht »*als begrenzter Körper, sondern als Zentrum räumlichen Existierens*« aufgefasst werden (Fuchs 2000, 1). Auf diese Weise verfolgt Fuchs das Ziel, die übliche dualistische Auffassung mit der *Dichotomie von Körperfunktionen und Bewusstheitszuständen* zu überwinden. Seinen weiteren Ausführungen stellt Fuchs folgende These voran:

»*Psychische Erkrankung ist durch die Aufteilung in eine subjektive, unräumliche oder weltlose Innerlichkeit einerseits und eine Kombination äußerer Symptome und Verhaltensmuster oder neurophysiologische Befunde andererseits nicht adäquat zu erfassen; denn ihr eigentlicher Ort liegt in der gelebten Beziehung zwischen Subjekt und Welt, die durch den Leib und den Raum vermittelt ist*« (Fuchs 2000, 2).

Im Weiteren werden verschiedene Raumbegriffe aufgezählt und phänomenologisch charakterisiert (▸ **Tab. 9.3**). Auf diese Weise versucht Fuchs den *einheitlichen Erlebnisraum* in verschiedene *Modalitäten konzentrischer Räumlichkeiten* zu differenzieren, weshalb auch von einer *sphärischen Anthropologie* gesprochen wird.

Tab. 9.3: Unterscheidung verschiedener Raumbegriffe bei Fuchs

Verschiedene Raumbegriffe	Erläuterungen
Leibraum	Raum der Gesamtheit von zoenästhetischen Empfindungen
Richtungsraum	Raum der Bewegung von Wahrnehmung und Motorik
Stimmungsraum	Raum der Ausdrucks- und Gefühlsinhalte
personaler Raum	perspektivischer Raum des reflexiven Bewusstseins
ökologischer Raum	Gesamte gelebte und erlebte Umwelt einer Person

Die hier entworfene *leib-räumliche Anthropologie* wird dann auf verschiedene psychiatrische Krankheitsbilder übertragen. Die Melancholie wird von Fuchs als *Korporizierung des Leibes* angesehen. In diesem Sinne wird versucht, die hier typischerweise auftretende Symptome aus Störungen abzuleiten, die die verschiedenen Raumstrukturen betreffen (▶ **Tab. 9.4**). Die hier auftretenden Veränderungen werden von Fuchs mit folgenden Worten zusammengefasst:

> *»In der Melancholie verliert das spezifisch-menschliche, dialektische Verhältnis von Leib und Körper seine Balance. Die Hemmung des Antriebs resultiert in einer korporifizierenden Erstarrung, die sich in verschiedener Weise manifestiert: im Leibraum selbst als qualvolle Restriktion; im Richtungsraum als Dominanz der Schwere, als Hemmung zentrifugaler Richtungen und Handlungsvollzüge; im Stimmungsraum als Verlust der sympathetischen Resonanz, als Störung der Gefühlsempfindung und Entfremdung. Der Verlust der zukunftsgerichteten Vermögen des Leibes äußert sich in einer Verlangsamung und Hemmung der gelebten Zeit, die das Gewordene, die Vergangenheit gegenüber der Zukunft übermächtig werden lässt«* (Fuchs 2000, 120).

Tab. 9.4: Ableitung der Symptome der Melancholie aus der Leibphänomenologie

Raumstrukturen	Störungen	Psychopathologische Symptome
Leibraum	Restriktion (Erstarrung in der Enge des Leibes)	Erschöpfung Appetitmangel Libidomangel Interessenlosigkeit
Richtungsraum	Hemmung der zentrifugalen Richtungen von Wahrnehmung und Motorik	Empfindungsstörungen psychomotorische Hemmung
Stimmungsraum	Resonanzverlust, Entfremdung	Gefühlsverlust, Angst, Schmerz Unfähigkeit, Gefühle leiblich zu spüren Derealisation
personaler Raum	Lähmung der Perspektivenbeweglichkeit Unmöglichkeit eines Überstieges in die virtuelle Außenperspektive	hypochondrischer Wahn nihilistischer Wahn Schuldwahn

Die Schizophrenie wird von Fuchs nicht primär als Pathologie des Leibes, sondern vielmehr als *Krankheit der Person* mit einer Störung der Intentionalität aufgefasst (Fuchs 2000). Diese wird konkret verstanden als eine »*fundamentale Störung der Person in ihrem Vermögen, sich durch die Leiblichkeit hindurch auf die Welt zu richten und eine von ihr unabhängige Realität zu konstituieren*« (Fuchs 2000, 123). Aus dieser Annahme heraus wird nun versucht, die typischen Symptome der Schizophrenie wie Störungen der Wahrnehmung und des Denkens abzuleiten.

Weiterentwicklung zu einem phänomenologisch-ökologischen Ansatz

In seinem 2008 erstmals erschienenen Buch *Das Gehirn als Beziehungsorgan* versucht Fuchs nun, seine Überlegungen zu einem phänomenologisch-ökologischen Ansatz auszuweiten, den man in der gesamten Psychiatrie bzw. Psychopathologie anwenden kann (Fuchs 2013). Zunächst findet sich eine eingehende Kritik des neurobiologischen Reduktionismus. In diesem Zusammenhang plädiert Fuchs dafür, den lebensweltlichen Erfahrungen des Subjektes eine wesentliche Rolle zukommen zu lasen.

Hieran anschließend wird nun eine Konzeption des Gehirns im Sinne eines *sozialen, kulturellen und geschichtlichen Organs* entworfen. Anstelle des Dualismus von mentalen und physiologischen Prozessen setzt Fuchs den *Doppelaspekt des Lebewesens bzw. der Person*, der zwischen *Körper* und *Leib* unterscheidet. Die Ausführungen münden in einem Plädoyer für eine »*personale, subjektorientierte Psychopathologie auf hermeneutischer Basis*« (Fuchs 2013, 294). Das Gehirn wird hierbei »*in erster Linie [als] ein Organ der Vermittlung, der Transformation und der Modulation*« angesehen (Fuchs 2013, 296). Hierzu führt Fuchs weiter aus: »*Es ist eingebettet in die Beziehungen des Organismus zu seiner Umwelt und in die Beziehungen des Menschen zu anderen Menschen*« (Fuchs 2013, 296). Daraus folgt, dass sich psychische Erkrankungen nicht auf neurobiologische Dysfunktionen reduzieren lassen. Psychische Erkrankungen werden vielmehr als »*Krankheiten der Person in ihrer Beziehungen zu anderen Personen*« angesehen (Fuchs 2013, 279).

Der hier vorgestellte phänomenologische Entwurf unterscheidet sich ganz wesentlich von allen anderen psychopathologischen Ansätzen des 20. und frühen 21. Jahrhunderts. So lässt er sich weder auf die Heidelberger oder Tübinger Psychopathologie noch auf die Wernicke-Kleist-Leonhard-Schule oder auf gestaltpsychologische Ansätze zurückführen. Wenn Thomas Fuchs jedoch im Zusammenhang mit der Melancholie von einer *Restriktion* im Leibraum spricht (Fuchs 2000), können am ehesten noch Parallelen zur Strukturdynamik Janzariks gesehen werden. So hatte Janzarik bei der melancholischen Verstimmung von einer *dynamischen Restriktion* gesprochen (Janzarik 1988). Auffallend bei Fuchs ist vor allem die explizite Abgrenzung von der Neurobiologie. So wird hier auch kein Versuch unternommen, psychopathologische und neurobiologische Forschungsansätze miteinander zu verbinden. Ob dies ein tragfähiges Konzept darstellt, muss die Zukunft zeigen.

10 Zukunftsperspektiven der Psychopathologie

10.1 Rückblick auf wesentliche Konzepte der Psychopathologie

Es wurde eine Reihe von verschiedenen psychopathologischen Konzepten dargestellt, die sich jeweils durch unterschiedliche Schwerpunktsetzungen auszeichnen. So ist die *Allgemeine Psychopathologie* von Karl Jaspers durch eine methodologische Reflexion geprägt, Hinweise für die klinische Praxis nehmen hingegen einen eher geringen Stellenwert ein (Jaspers 1913). Im Zentrum der Psychopathologie von Jaspers steht der Methodendualismus mit der objektiven Psychopathologie (Erklären) auf der einen Seite und der subjektiven Psychopathologie (Verstehen) auf der anderen Seite. In diesem Sinne wird von Jaspers auch zwischen erklärbaren *Prozessen* und verstehbaren *Entwicklungen* unterschieden. Darüber hinaus spielt bei Jaspers das Typuskonzept eine bedeutende Rolle, wobei sich Jaspers hier explizit auf die Vorarbeiten von Max Weber bezieht (Weber 1988).

Kurt Schneiders *Klinische Psychopathologie* ist ebenfalls durch den Dualismus von Erklären und Verstehen geprägt (Schneider 2007). Auch greift Schneider mehrfach auf das Konzept der Typologie zurück. So wird von ihm eine Typologie von psychopathischen Persönlichkeiten entworfen, die jedoch von Karl Jaspers in einem Brief an Schneider mit scharfen Worten kritisiert wurde (Bormuth et al. 2016). Für die Differenzialtypologie zwischen Zyklothymie und Schizophrenie werden von Scheider die Symptome 1. Ranges herausgearbeitet, die bei der typologischen Einordnung eine entscheidende Rolle spielen. Die Diagnose wird auf diese Weise zu einer sprachlichen Konvention.

In der Tübinger Psychopathologie im Sinne von Robert Gaupp und Ernst Kretschmer wird die Unterscheidung zwischen Prozess und Entwicklung mit der scharfen Trennung von Erklären und Verstehen aufgehoben. Die Wahnerkrankungen werden vielmehr als *mehrdimensionale* Geschehnisse aufgefasst (Kretschmer 1918). Andere Wege werden hingegen in der Wernicke-Kleist-Leonhard-Schule beschritten. Hier wird von verschiedenen neuronalen Systemen ausgegangen, die auf unterschiedliche Arten gestört sein können (Wernicke 1906). Auf diese Weise lassen sich die verschiedenen psychopathologischen Phänomene herleiten, was schließlich auch zu einer differenzierten Klassifikation der endogenen Psychosen führt (Leonhard 2003). Geradezu konträr hierzu sind die gestaltpsychologischen Ansätze von Klaus Conrad. Während Leonhard von umgrenzten Verbänden psychopathologischer Symptome ausgeht, die durch die Störung von umschrieben funktionellen Systemen hervorgerufen werden, vertritt Conrad eher ein einheitspsychotisches Konzept, das mit einer dimensionalen Betrachtungsweise verbunden ist (Conrad 2002). Der strukturdynamische Ansatz von Werner Janzarik (Janzarik 1988) sowie das Basisstörungskonzept von Gerd Huber (Huber 1983) knüpfen wesentlich an die Vorarbeiten von Klaus Conrad und Kurt Schneider an.

Die Psychopathologie im Zeichen des logischen Empirismus strebt nach einer Standardisierung von Befunderhebung und psychiatrischer Diagnostik. Dies ist unter anderem mit der Entwicklung von Rating-Skalen zur psychopathologischen Befunderhebung und von operationalisierten Diagnosemanualen verbunden. Weiterhin wird eine empirische Ableitung der Erkenntnisse unter Verzicht auf metaphysische Spekulationen angestrebt. In diesem Sinne werden die Methoden der verstehenden Psychopathologie eher skeptisch beurteilt (Möller 1976). Bei Betrachtung der Skalen zur psychopathologischen Befunderhebung wird aber deutlich, dass diese auf unterschiedlichen psychopathologischen Traditionen aufbauen. So ist beispielsweise das AMDP-System stark von der Psychopathologie Karl Jaspers und Kurt Schneiders geprägt (AMDP 2007). Demgegenüber baut die Berner Skala zur Psychopathologie vorwiegend auf den Ansätzen der Wernicke-Kleist-Leonhard-Schule auf (Strik et al. 2010).

Bereits seit Jahrzehnten steht die Psychiatrie im Zeichen der Neurobiologie. Hierbei deutet sich allerdings an, dass das mehr als hundert Jahre vorherrschende Validierungsparadigma im Sinne von Emil Kraepelin durch einen eher funktionellen Ansatz abgelöst wird. Die entscheidende Frage in diesem Zusammenhang ist, wie sich in Zukunft psychopathologische und neurobiologische Forschungsansätze verbinden lassen.

Die hier aufgezeigten Entwicklungen lassen sich treffend mit den Worten von Werner Janzarik zusammenfassen: *»Jede Zeit entwickelt neue psychopathologische Konzepte und setzt andere Schwerpunkte unter denen, die sie vorfindet«* (Janzarik 1982, 1). In diesem Sinne bleibt die weitere Entwicklung mit Spannung abzuwarten.

10.2 Psychopathologie als Grundlagenwissenschaft

Psychopathologie ist eine wichtige Grundlage des Faches Psychiatrie und Psychotherapie. So werden auch heute die meisten klinischen Entscheidungen auf der Basis von psychopathologischen Erkenntnissen getroffen. Karl Jaspers bemüht sich darum, den Gegenstandsbereich der Psychopathologie einzugrenzen. Zwei wesentliche Punkte werden von ihm genannt (Jaspers 1913):

- Erfassen der subjektiven Erlebnisweisen und objektiven Erscheinungen des Seelenlebens
- Suche nach den Bedingungen, Ursachen und Folgen des menschlichen Erlebens

Der erste Punkt wird heute zumeist als *deskriptive Psychopathologie* bezeichnet (Scharfetter 2010). Psychopathologie in diesem Sinne wird oft nur als Sammelbezeichnung für einen bestimmten Datenbereich angesehen, nämlich den psychopathologischen Befund. Dieser Datenbereich kann beispielsweise als Ergebnis der Anwendung von psychopathologischen Ratingskalen aufgefasst werden. Hierbei wird häufig versucht, psychopathologische Phänomene zu quantifizieren und mit Hilfe von statistischen Verfahren weiterzuverarbeiten. Solche Verfahren sind in Hinblick auf die mathematische Methodik zumeist nicht angreifbar, wenn die eingehenden Daten den Erfordernissen der jeweils eingesetzten Modelle genügen. Es sind jedoch nicht nur statistische Kriterien wie Skalenniveau oder Verteilungsform, sondern auch inhaltliche Aspekte zu beachten. Dies wird aber häufig nicht ausreichend berücksichtigt. Insbesondere trifft das für die am Beginn der Datenverarbeitung liegenden Prozesse zu (Saß 1994). Hiermit sind die methodischen Probleme der psychopathologischen Befunderhebung gemeint, welche von Karl Jaspers eingehend dargestellt werden. Somit sollte sich Psychopathologie immer auch als Methodenlehre verstehen.

Darüber hinaus wird von Jaspers gefordert, nach den Bedingungen, Ursachen und Folgen des menschlichen Erlebens zu suchen. Bei Jaspers erfolgt dieser Schritt nach der *vorurteilsfreien* Erfassung der einzelnen Phänomene (Jaspers 1913). So werden hier die verschiedenen objektiven und subjektiven Elemente des Seelenlebens in einem ersten Schritt einzeln erfasst, dann mit den Methoden des Erklärens und des Verstehens in einen Zusammenhang gebracht, und schließlich nach Ganzheiten wie Krankheitsbildern gesucht. Allerdings hatte bereits Max Weber in Frage gestellt, dass auf dem Gebiet der Sozialwissenschaften eine *»voraussetzungslose« Abbildung »objektiver« Tatsachen* möglich ist (Weber 1988). Dies bedeutet, dass bereits beim Erfassen der einzelnen Phänomene immer eine gewisse Vorauswahl erforderlich ist, welche maßgeblich von den zugrunde liegenden konzeptuellen Überlegungen abhängt. Übertragen auf die Psychopathologie brachte Werner Janzarik dies mit folgende Worten zum Ausdruck: *»Die deskriptive Ordnung ist zwar übersichtlich und hinreichend detailliert, aber auch nicht voraussetzungsfrei, sondern abhängig vom psychologisch-psychopathologischen Denkgewohnheiten mit den durch sie legitimierten klinischen Einheiten«* (Janzarik 1988, 87).

Psychopathologie sollte auch in Zukunft als methodische Grundlagenwissenschaft verstanden werden. Die hierbei angewandten Methoden sollten nicht als weniger bedeutend im Vergleich zu den neurobiologischen Forschungsansätzen aufgefasst werden.

10.3 Bedeutung von anthropologischen Aspekten

Psychopathologie ohne Beachtung von anthropologischen Aspekten ist nicht möglich. So haben sich immer auch verschiedene psychopathologische Konzepte gerade auch um diese Dimension bemüht. Einzelne Symptome werden nicht lediglich als Ausdruck von Störungen neuronaler Systeme angesehen, sondern auch in Hinblick auf die menschliche Existenz betrachtet. Dieser Ansatz kommt bereits bei Karl Jaspers deutlich zum Ausdruck (Jaspers 1946), findet sich aber auch beispielsweise in der Strukturdynamik von Werner Janzarik (Janzarik 1988) oder in den neuen phänomenologischen Ansätzen (Fuchs 2000). Für Michael Schmidt-Degenhard bedeuten anthropologische Psychiatrie und Psychopathologie die *»Besinnung auf die Individualität des kranken Menschen und die existenzielle Dimension seines seelischen Krankseins«* (Schmidt-Degenhard 1997, 479).

Ein solcher Ansatz steht natürlich auf den ersten Blick in einem klaren Gegensatz zu neurobiologischen Konzepten, die die psychopathologische Symptomatik auf der Grundlage von Störungen von bestimmten neuronalen Funktionen zu erklären versuchen. Der anthropologische Ansatz konkurriert aber auch mit allen denjenigen Bemühungen, die von der individuellen Symptomatik des Patienten zugunsten von universell auftretenden Mustern zu abstrahieren versuchen. So hatte beispielsweise Klaus Conrad darauf hingewiesen, dass es bei seinen gestaltpsychologischen Untersuchungen nicht um die Individualität eines einzelnen Falles, *»sondern um das Problem der Schizophrenie«* geht (Conrad 2002). Hierbei geht Conrad mehrfach kritisch auf die auf Ludwig Binswanger zurückgehende Daseinsanalyse ein, die eine ganz wesentliche Richtung der anthropologischen Psychiatrie darstellt. Auch die Bemühungen von Karl Leonhard zielen eher auf allgemeine psychopathologische Gesetzmäßigkeiten und Verlaufsmuster und weniger auf die existentielle Dimension der individuellen Erkrankung ab (Leonhard 2003).

Psychopathologie wird sich immer in einem Spannungsfeld zwischen Individualität und allgemeinen Gesetzmäßigkeiten befinden. Hierbei sollte keiner der beiden Aspekte vernachlässigt werden. Dieses Spannungsfeld wurde bereits vom Philosophen Wilhelm Windelband mit der Unterscheidung zwischen *nomothetischen* und *idiografischen* Ansätzen aufgezeigt (Windelband 1911).

10.4 Verbindung von quantitativen und qualitativen Ansätzen

Eine besondere Herausforderung für die zukünftige Psychopathologie stellt die Verbindung von quantitativen und qualitativen Ansätzen dar. So steht heute eine Reihe von Skalen zur standardisierten psychopathologischen Befunderhebung zur Verfügung. Diese haben insbesondere den Vorteil, dass sie eine klare Begrifflichkeit zur Verfügung stellen, was zur reliablen Erfassung der einzelnen psychopathologischen Phänomene beiträgt. Zudem lässt das Arbeiten mit Rating-Skalen auch eine quantitative Befunderhebung zu, auf deren Grundlage dann auch verschiedene statistische Analysen durchgeführt werden können. Ein Problem ist jedoch, dass in solchen statistischen Modellen die einzelnen Symptome wie mathematische Elemente behandelt werden, die voneinander unabhängig sind. Somit besteht die Gefahr, dass der wechselseitige Bezug der einzelnen Symptome sowie das psychopathologische Gesamtbild nicht ausreichend berücksichtigt werden. In diesem

Zusammenhang ist auch auf die Kritik der Gestaltpsychologie am elementaristischen Ansatz der Assoziationspsychologie hinzuweisen (Conrad 2002).

Zudem ist zu beachten, dass bei Verwendung der verschiedenen Instrumente fundierte psychopathologische Kenntnisse erforderlich sind. Den unterschiedlichen Skalen liegen durchaus verschiedene psychopathologische Konzepte zugrunde, so dass keineswegs von einer *voraussetzungsfreien* Erfassung der einzelnen Phänomene gesprochen werden kann. Auch darf sich die psychopathologische Befunderhebung nicht auf ein reines Abfragen von Symptomen einer bestimmten Skala beschränken. Grundlage der Untersuchung muss vielmehr ein Gespräch sein, in dessen Rahmen die An- bzw. Abwesenheit einzelner Symptome »exploriert« werden kann. Die hierbei einzusetzenden Techniken sind wesentlicher Bestandteil der Psychopathologie, welche sich als Methodenlehre und Grundlagenwissenschaft versteht (Janzarik 1976). In diesem Sinne ist auch die Warnung von Henning Saß aufzufassen, *»die Probleme an der Quelle dieses immer abstrakter werdenden Datenstromes«* nicht aus den Augen zu verlieren (Saß 1994, 153). Insbesondere kann die Beschränkung auf ein rein schematisches und quantitatives Vorgehen eine Scheinsicherheit vortäuschen und den psychopathologischen Befund unanschaulich machen.

Die Verwendung von standardisierten Instrumenten zur psychopathologischen Befunderhebung sollte deshalb immer von einer qualitativen Herangehensweise begleitet werden. Dies ist jedoch nur mit Hilfe eines kasuistischen Ansatzes möglich. Kasuistiken stellen somit eine wesentliche Methode der Psychopathologie dar. Eindrucksvolle Beispiele für solche Falbeschreibungen finden sich insbesondere bei Karl Jaspers, Ernst Kretschmer, Klaus Conrad und Karl Leonhard (Conrad 2002; Jaspers 1913; Kretschmer 1918; Leonhard 2003). Nur auf diese Weise kann die Entwicklung der verschiedenen Symptome und deren Beziehung zueinander ausreichend deutlich veranschaulicht werden. Demgegenüber erscheinen psychopathologische Arbeiten, die lediglich auf der Anwendung und der statistischen Analyse von Rating-Skalen beruhen, blass und ausdruckslos. Eine wesentliche aktuelle Frage besteht darin, auf welche Weise beide Herangehensweisen miteinander verbunden werden können.

10.5 Verbindung von neurobiologischen und psychopathologischen Aspekten

Eine weitere Herausforderung besteht darin, psychopathologische und neurobiologische Forschungsansätze miteinander zu verbinden. Hierbei sollte sich die Psychopathologie als eigenständige und der Neurobiologie ebenbürtige Disziplin begreifen. Ansonsten droht ein ganz wesentlicher Teil des Faches Psychiatrie und Psychotherapie verloren zu gehen.

Derzeit wird ein Abschied vom traditionellen Validierungsparadigma der biologischen Psychiatrie hin zu einem eher funktionellen Ansatz deutlich. Während lange Zeit im Sinne der Konzepte Emil Kraepelins (Kraepelin 1899) bzw. der sogenannten »Neo-Kraepelinianer« (Robins und Guze 1970) nach Krankheitseinheiten gesucht wurde, indem man psychopathologische Konstrukte mit den Ergebnissen neurobiologischer Untersuchungen korrelierte, wird heute ein eher funktioneller Ansatz favorisiert. Das *Research Domain Criteria (RDoC)-Projekt*, das 2009 von National Institut of Mental Health (NIMH) in den Vereinigten Staaten ins Leben gerufen wurde, ist wahrscheinlich das auffälligste Indiz für diesen Paradigmenwechsel (Insel 2014). Aber auch ein solch funktioneller Ansatz kann auf profunde psychopathologische Kenntnisse nicht verzichten. In diesem Zusammenhang könnte es sich beispielsweise lohnen, auf die Vorarbeiten der Wernicke-Kleist-Leonhard-Schule zurückzugreifen, wie es aktuell beispielsweise in der Berner Arbeitsgruppe geschieht (Strik und Dierks 2011). Darüber hinaus ist es auch erwähnenswert, dass sich auch die Konzepte von Werner Janzarik, Gerd Huber oder Manfred Spitzer um eine Verbindung von psychopathologischen und neurobiologischen Ansätzen bemüht haben (Huber 1983, Janzarik 1988, Spitzer 2000).

Grundsätzlich besteht bei all den genannten Ansätzen immer die Gefahr, dass verschiedene Phänomenbereiche unzulässig miteinander vermischt werden. Karl Jaspers hatte in diesem Zusammenhang von einem *somatischen Vorurteil* gesprochen und die Ideen von Carl Wernicke als *Hirnmythologien* bezeichnet (Jaspers 1913). Dieser Gefahr lässt sich am besten durch ein klares methodisches bzw. begriffliches Arbeiten begegnen.

10.6 Möglichkeiten einer psychopathologischen Verlaufsforschung

Die psychopathologische Verlaufsforschung stellt einen wichtigen Bereich einer zukünftigen Psychopathologie dar. So hatte bereits Karl Jaspers gefordert, »*typische Gesamtbilder von Psychosen zu finden, die einem kleinen Kreise von Fällen entsprechen*« (Jaspers 1913, 263 f). Hierbei wurde von Jaspers ausdrücklich die Bedeutung des gesamten Krankheitsverlaufes betont. Dieser Ansatz wurde auch in der US-amerikanischen Psychiatrie aufgegriffen (Schwartz und Wiggins 1987).

Eine psychopathologische Verlaufstypologie geht von der Annahme aus, dass Symptome psychischer Störungen nicht wahllos und ungeordnet auftreten, sondern klaren Mustern folgen (Jäger 2015). Das Erkennen solcher Muster sowie das Wissen um deren zeitlichen Verlauf und therapeutische Beeinflussbarkeit machen einen wichtigen Teil der Kompetenz des Psychiaters und Psychotherapeuten aus. So ist die Kenntnis regelmäßig vorkommender typischer Verlaufsmuster psychischer Störungen für viele klinische Entscheidungen von Bedeutung. An dieser Stelle wird auch der unmittelbare praktische Nutzen von psychopathologischen Erkenntnissen deutlich.

Es stellt sich die Frage, wie es gelingen kann, eine differenzierte Verlaufstypologie psychischer Störungen zu erarbeiten. Zunächst ist festzuhalten, dass es diesbezüglich schon eine Reihe von historischen Ansätzen gibt, beispielsweise im Bereich der schizophrenen Psychosen oder auch der depressiven Störungen (Jäger et al. 2013; Jäger et al. 2014a). Allerdings besteht die Gefahr, dass historische Typologien in einem dogmatischen Sinne interpretiert und nicht mehr kritisch hinterfragt werden. Deshalb sollte durchaus auch auf die quantitativen psychopathologischen Ansätze mit den Möglichkeiten von statistischen Analysen zurückgegriffen werden. Hierbei ist es beispielsweise möglich, ein Patientenkollektiv über einen längeren Zeitraum hinweg wiederholt mit Ratingskalen zu untersuchen. Aus solchen Daten können mit Verfahren wie der *latent class growth analysis (LCGA)* Verlaufstrajektorien identifiziert werden (Jäger et al. 2014b). Die Ergebnisse von solchen statistischen Modellen lassen sich dann mit kasuistischen Ansätzen verbinden. Hier gibt es bisher jedoch noch kaum Arbeiten.

10.7 Ausblick auf die zukünftige Psychopathologie

Erfreulicherweise scheint in den letzten Jahren das Interesse an psychopathologischen Fragestellungen wieder zuzunehmen (Andreasen 2007; Stanghellini und Broome 2014). Die zukünftige Psychopathologie steht aber vor großen Herausforderungen. Hierbei sind insbesondere drei Problemfelder zu nennen:

- Verbindung von nomothetischen und idiografischen Ansätze
- Verbindung von quantitativen und qualitativen Ansätze
- Verbindung von psychopathologischen und neurobiologischen Ansätzen

Man darf darauf gespannt sein, wie künftige Konzepte mit diesen Spannungsfeldern umgehen werden. Psychopathologie im Sinne einer *heuristisch geleiteten Erfahrungswissenschaft* (Janzarik 1994) wird vermutlich aber immer durch unterschiedliche Ansätze geprägt sein, die miteinander in Konkurrenz stehen. Die dargestellten historischen Konzepte können hier sicherlich ein gutes Beispiel geben. Wichtig ist es aber, diese historischen Ansätze auch heute immer wieder aufzunehmen und weiterzuentwickeln. Problematisch ist, wenn ein einzelnes Konzept den Anspruch erhebt, alle Aspekte der Psychopathologie erfassen oder sogar mit einer bestimmten Theorie erklären zu können. Solch ein Anspruch ist aufgrund der Komplexität der menschlichen Psyche zurückzuweisen. Vielmehr erscheint es notwendig, die Vielfalt der verschiedenen möglichen Herangehensweisen zu beachten, und die einzelnen Ansätze jeweils kritisch reflektiert anzuwenden. Dies gilt nicht nur für die Psychopathologie, sondern auch für das gesamte Fach Psychiatrie und Psychotherapie.

Entscheidend für die künftige Entwicklung der Psychopathologie dürfte auch sein, welche Konzepte sich als nützlich für die klinische Praxis erweisen. Nützlich ist ein Ansatz dann, wenn er dabei hilft, die Patienten besser zu behandeln oder im Fall von gutachterlichen Stellungnahmen präzisere Vorhersagen zu treffen. Trotz eines solchen klinischen Pragmatismus ist zu beachten, dass die Psychopathologie im Sinne von Karl Jaspers eine eigenständige Grundlagenwissenschaft darstellt, und nicht nur als Hilfsmittel für die Psychiatrie angesehen werden sollte. In diesem Zusammenhang wäre es auch wünschenswert, dass die Psychopathologie im akademischen Bereich wieder ein stärkeres Gewicht erhält, als dies aktuell der Fall ist.

Literatur

American Psychiatric Association (Hrsg.) (1984) Diagnostisches und Statistisches Manual Psychischer Störungen. DSM-III. Deutsche Bearbeitung und Einführung von W. Koehler und H. Saß. Weinheim: Beltz

American Psychiatric Association (Hrsg.) (2013) Diagnostic and Statistical Manual of Mental Disorders, Fifth Edition. Arlington, VA: American Psychiatric Association.

American Psychiatric Association (Hrsg.) (2014) Diagnostisches und Statistisches Manual Psychischer Störungen DSM-5. Deutsche Ausgabe herausgegeben von Peter Falkai und Hans-Ulrich Wittchen. Göttingen: Hogrefe.

Andreasen NC (2007) DSM and the death of phenomenology in America: an example of unintended consequences. Schizophr Bull 33: 108–112.

Andreasen NC, Olsen SO (1982) Negative v. positive schizophrenia. definition and validation. Arch Gen Psychiatry 39: 789–794.

Arbeitsgemeinschaft für Methodik und Dokumentation in der Psychiatrie (AMDP) (Hrsg.) (2007) Manual zur Dokumentation psychiatrischer Befunde. 8. Aufl. Göttingen: Hogrefe.

Beck AT (1962) Reliability of psychiatric diagnoses: a critique of systematic studies. Am J Psychiatry 119: 152–169.

Blashfield RK (1984) The Classification of Psychopathology, Neo-Kraepelinian and Quantitativ Approaches. New York: Plenum Press.

Bleuler E (1911) Dementia praecox oder die Gruppe der Schizophrenien. In: Aschaffenburg G (Hrsg.): Handbuch der Psychiatrie, Teil 4. Leipzig: Deuticke.

Bormuth M, Dutt C, Engelhardt D v. Kaegi D, Wiehl R, Wohlgast E (Hrsg.) (2016) Karl Jaspers – Korrespondenzen. Psychiatrie, Medizin, Naturwissenschaft. Göttingen: Wallstein.

Bormuth M, Schneider F (2013) Psychiatrische Anthropologie. Zur Aktualität Hans Heimanns. Stuttgart: Kohlhammer.

Bridgman PW (1927) The Logic of Modern Physics. New York: Macmillan Press.

Bürgy M (2007) Prolegomena zur Psychopathologie der Verzweiflung. Nervenarzt 78: 521–529.

Cloninger CR (1987) A systematic method for clinical description and classification of personality variants. Arch Gen Psychiatry 44: 573–588.

Cohen J (1960) A coefficient of agreement for nominal scales. Educational and Psychological Measuremet 20: 37–46.

Conrad K (1958) Das Problem der »nosologischen Einheit« in der Psychiatrie. Nervenarzt 11: 488–494.

Conrad K (2002) Die beginnende Schizophrenie: Versuch einer Gestaltanalyse des Wahns. Köln: Psychiatrie Verlag

Cooper JE, Kendell RE, Gurland BJ, Sharpe L, Copeland JRM, Simon R (1972) Psychiatric Diagnosis in New York and London. Moudsley Monograph No. 20. London: Oxford University Press.

Crow T (1980) Molecular pathology of schizophrenia: more than one disease process? Br Med J 280: 66–68.

Cuthbert BN, Insel TR (2013) Toward the future of psychiatric diagnosis: the seven pillars of RDoC. BMC Medicine 11: 126.

Engel G (1977) The need for a new medical model: a challenge for bio-medicine. Science 196: 129–135.

Fähndrich E, Stieglitz RD (1998) Leitfaden zur Erfassung des psychopathologischen Befundes. Halbstrukuriertes Interview anhand des AMDP-Systems. 2. Aufl. Göttingen: Hogrefe.
Feighner JP, Robins E, Guze SB, Woodruff RA, Winkour G, Munoz R (1972) Diagnostic criteria for use in psychiatric research. Arch Gen Psychiatr 26: 57–63.
Frances AL, Widiger TA, Pincus HA (1989) The development of DSM-IV. Arch Gen Psychiatry 46: 373–375.
Franzek E, Becker T, Hofmann E, Flöhl W, Stöber G, Beckmann H (1996) Is computerized tomography ventricular abnormality related to cycloid psychosis? Biol Psychiatry 40: 1255–1266.
Fuchs T (2000) Psychopathologie von Leib und Raum. Phänomenologisch-empirische Untersuchungen zu depressiven und paranoiden Erkrankungen. Darmstadt: Steinkopff.
Fuchs T (2013) Das Gehirn – ein Beziehungsorgan. 4. Aufl. Stuttgart: Kohlhammer.
Gaebel W, Wölwer W, Zielaseck J (2006) Von der deskriptiven zur funktionalen Psychopathologie. Auf dem Weg zu einer modularen Psychiatrie. Die Psychiatrie 3: 221-–232.
Gaupp R (1910) Über paranoische Veranlagung und abortive Paranoia. Centralblatt f Nervenheilkunde und Psychiat 33: 65–68.
Gaupp R (1914a) Zur Psychopathologie des Massenmordes. Hauptlehrer Wagner von Degerloch. Eine kriminalpsychologische und psychiatrische Studie. Berlin: Springer.
Gaupp R (1914b) Die wissenschaftliche Bedeutung des »Falles Wagner«. Münchner Med Wochenschr 61: 633–637.
Gaupp R (1920) Der Fall Wagner. Eine Katamnese, zugleich ein Beitrag zur Lehre der Paranoia. Z g Neurol Psychiat 60: 312–327.
Gaupp R (1947) Zur Lehre von der Paranoia. Nervenarzt 18: 167–169.
Glatzel J (1990) Die Abschaffung der Psychopathologie im Namen des Empirismus. Nervenarzt 61: 276–280.
Gross G, Huber G (2008) Psychopathologie der Schizophrenie und Brain Imaging. Fortschr Neurol Psychiat 76, Supplement 1: S49–S56.
Gross G, Huber G, Klosterkötter J, Linz M (1987) BSABS. Bonner Skala für die Beurteilung von Basissymptomen. Berlin: Springer.
Häfner H (2013) Karl Jaspers. 100 Jahre »Allgemeine Psychopathologie«. Nervenarzt 84: 1281–1290.
Hamilton M (1960) A rating scale for depression. J Neurol Neurosurg Psychiatry 23: 56–62.
Hegselmann R (1979) Otto Neurath – Empirischer Aufklärer und Sozialreformer. In: Hegselmann R (Hrsg.): Otto Neurath. Wissenschaftliche Weltauffassung, Sozialismus und Logischer Empirismus. Frankfurt: Suhrkamp. S. 7–78.
Heimann H (1982) Psychopathologie als Erfahrungswissenschaft. In: Janzarik W (Hrsg.): Psychopathologische Konzepte der Gegenwart. Stuttgart: Enke. S. 75–84.
Hempel CG (1994) Fundamentals of Taxonomy. In: Zadler JZ, Schwartz MA, Wiggins OP (Hrsg.): Philosophical Perspectives on Psychiatric Diagnostic Classification. Baltimore, London: John Hopkins University Press. S. 315–331.
Hempel CG, Oppenheim P (1948) Studies in the logic explanation. Philosophy of Science 15: 135–175.
Holsboer F (2009) Biologie für die Seele: Mein Weg zur personalisierten Medizin. München: Beck.
Huber G (1966) Reine Defektsyndrome und Basisstadien endogener Psychosen. Fortschr Neurol Psychiat 34: 409–426.
Huber G (1983) Das Konzept substratnaher Basissymptome und seine Bedeutung für Theorie und Therapie schizophrener Erkrankungen. Nervenarzt 54: 23–32.
Huber G (1999) Psychiatrie: Lehrbuch für Studium und Weiterbildung. 6. Aufl. Stuttgart: Schattauer.
Huber G, Gross G, Schüttler R (1979) Schizophrenie. Verlaufs- und sozialpsychiatrische Langzeituntersuchungen an den 1945–1959 in Bonn hospitalisierten schizophrenen Kranken. Berlin: Springer.
Insel TR (2014) The NIHM Research Domain Criteria (RDoC) Project: Precision medicine for psychiatry. Am J Psychiatry 171: 395–297.

Jäger M (2015) Aktuelle psychiatrische Diagnostik. Ein Leitfaden für das tägliche Arbeiten mit ICD und DSM. Stuttgart: Thieme.
Jäger M, Frasch K, Becker T (2008) Die Krise der operationalen Diagnostik in der Psychiatrie. Nervenarzt 79: 288–294.
Jäger M, Frasch K, Lang FU, Becker T (2013) Psychopathologische Differenzierung depressiver Syndrome. Fortschr Neurol Psychiat 81: 689–696.
Jäger M, Lang FU, Becker T (2015) Karl Jaspers und die Herausforderungen der Sozialpsychiatrie. Psychiat Prax 42: 15–20.
Jäger M, Scholz I, Becker T, Lang FU (2014a) Verlaufstypologien schizophrener Psychosen. Fortschr Neurol Psychiat 82: 457–446.
Jäger M, Strauß A, Frasch K, Becker T (2007) Konzeptuelle Grundlagen der operationalen Diagnostik in der Psychiatrie. Fortschr Neurol Psychiat 75: 478–483.
Jäger M, Weiser P, Becker T, Frasch K, Längle G, Croissant D, Steinert T, Jaeger S, Kilian R (2014b) Identification of psychopathological course trajectories in schizophrenia. Psychiatry Res 215: 274–279.
Janzarik W (1974) Jaspers, Kurt Schneider und die Heidelberger Psychopathologie. Nervenarzt 55: 18–24.
Janzarik W (1976) Die Krise der Psychopathologie. Nervenarzt 47: 73–80.
Janzarik W (1982) Einführung. In Janzarik W (Hrsg.): Psychopathologische Konzepte der Gegenwart. Stuttgart: Enke. S. 1–3.
Janzarik W (1988) Strukturdynamische Grundlagen der Psychiatrie. Stuttgart: Enke.
Janzarik W (1993) Seelische Struktur als Ordnungsprinzip in der forensischen Anwendung. Nervenarzt 64: 427–433.
Janzarik W (1994) Heuristik und Empirie in psychiatrischer Anwendung. Nervenarzt 65: 277–281.
Jaspers K (1913) Allgemeine Psychopathologie. Ein Leitfaden für Studierende, Ärzte und Psychologen. Heidelberg: Springer.
Jaspers K (1923) Allgemeine Psychopathologie. 3. Aufl. Heidelberg: Springer.
Jaspers K (1946) Allgemeine Psychopathologie. 4. Aufl. Heidelberg: Springer.
Jaspers K (1963a) Eifersuchtswahn. Ein Beitrag zur Frage: Entwicklung einer Persönlichkeit« oder »Prozess«. In: Gesammelte Schriften zur Psychopathologie. Berlin: Springer. S. 85–141.
Jaspers K (1963b) Die phänomenlogische Forschungsrichtung in der Psychiatrie. In: Gesammelte Schriften zur Psychopathologie. Berlin: Springer. S. 314–328.
Jaspers K (1963c) Kausale und »verständliche« Zusammenhänge zwischen Schicksal und Psychose bei der Dementia praecox. In: Gesammelte Schriften zur Psychopathologie. Berlin: Springer. S. 329–420.
Katz MM, Cole JO, Barton WE (1966) The Role and Methodology of Classification in Psychiatry and Psychopathology. U.S. Department of Health, Education and Welfare, DHEW Publication No. (HSM) 72–9015.
Kay SR (1991) Positive and Negative Syndromes in Schizophrenia: Assessment and Research. Clinical and Experimental Psychiatry Monography No. 5. New York: Brunner/Mazel.
Kendell RE (1978) Die Diagnose in der Psychiatrie. Stuttgart: Enke.
Kleist K (1925) Die gegenwärtigen Strömungen in der Psychiatrie. Berlin: De Gryter.
Kleist K (1928) Über zykloide, paranoide und epileptoide Psychosen und über die Frage der Degenerationspsychosen. Schweiz Arch Neurol Neurochir Psychiat 23: 3–37.
Kleist K (1934) Gehirnpathologie. Vornehmlich auf Grund der Kriegserfahrungen, Leipzig: Ambrosius.
Klerman GL (1990) Paradigm shifts in USA psychiatric epidemiology since World War II. Soc Psychiatry Psychiatr Epidemiol 25: 27–32.
Klingberg S, Wittorf A, Meisner C, Wölwer W, Wiedemann G, Herrlich J, Bechdolf A, Müller BW, Sartory G, Wagner M, Kircher T, König HH, Engel C, Buchkremer G (2010) Cognitive behavioural therapy versus supportive therapy for persistent positive symptoms in psychotic disorders: the POSITIVE Study, a multicenter, prospective, single-blind, randomised controlled clinical trial Trials 11: 123.

Klosterkötter J (1998) Von der Krankheitsbekämpfung zur Krankheitsverhütung. Fortschr Neurol Psychiat 66: 366–377.

Klosterkötter J, Hellmich M, Steinmeyer EM, Schulze-Lutter F (2001) Diagnosing schizophrenia in the initial prodrome phase. Arch Gen Psychiatry 58: 258–264.

Kraepelin E (1899) Psychiatrie. Ein Lehrbuch für Studierende und Ärzte. 6. Aufl. Leipzig: Barth.

Kramer M (1961) Some problems for international research suggested by observations on differences in first admissions rates to the mental hospitals of England and Wales and of the United States, In: Proceedings of the Third World Congress of Psychiatry. 3. Aufl. Montreal: Toronto University Press. S. 153–160.

Kreitman N, Sainsburg P, Morrissey J, Towers J, Scrivener J (1961) The reliability of psychiatric diagnosis. J Ment Sci 107: 887–908.

Kretschmer E (1918) Der sensitive Beziehungswahn. Ein Beitrag zur Paranoiafrage und zur psychiatrischen Charakterlehre. Berlin: Springer.

Kretschmer E (1921) Körperbau und Charakter. Untersuchungen zum Konstitutionsproblem und zur Lehre von den Temperamenten. Berlin: Springer.

Kretschmer E (1950) Grundsätzliches zur modernen Entwicklung der Paranoialehre. Nervenarzt 21: 1–2.

Lang FU, Dudeck M, Becker T, Jäger M (2015) Die organische Persönlichkeitsstörung – konzeptuelle Grundlagen, Klinik und Therapie. Nervenarzt 86: 332–339.

Leonhard K (1948) Grundlagen der Psychiatrie. Stuttgart: Enke.

Leonhard K (1970) Biopsychologie der endogenen Psychosen. Leipzig: Hirzel.

Leonhard K (1972) Biologische Psychologie. 5. Aufl. Frankfurt: Barth.

Leonhard K (1991) Differenzierte Diagnostik der endogenen Psychosen, abnormen Persönlichkeitsstrukturen und neurotischen Entwicklungen. 4. Aufl. Berlin: Verlag Gesundheit.

Leonhard K (2000) Akzentuierte Persönlichkeiten. Würzburg: Wernicke-Kleist-Leonhard Schriftreihe.

Leonhard K (2003) Die Aufteilung der endogenen Psychosen und ihre differenzierte Ätiologie. 8. Aufl. Stuttgart: Thieme.

Lienert GA (1969) Testaufbau und Testanalyse. Weinheim: Beltz.

Möller HJ (1976) Methodische Grundprobleme der Psychiatrie. Stuttgart: Kohlhammer.

Möller HJ (1993) Psychiatrie als empirische Wissenschaft: Versuch einer Begriffsexplikation. In: Berger M, Möller HJ, Wittchen U (Hrsg): Psychiatrie als empirische Wissenschaft. München: Zuckerschwerdt. S. 1–16.

Overall JE, Klett CJ (1972) Applied Multivariate Analysis. New York: McGraw-Hill.

Praag HM van, Kahn RS, Asnis GM et al. (1987) Denosologization of biological psychiatry or the specificity of 5-HT disturbances in psychiatric disorders. J Affect Disord 13: 1–8.

Praag HM van, Korf J, Lakke JPWF, Schut T (1975) Dopamine metabolism in depression, psychoses, and Parkinson's disease: the problem of the specifity of biological variables in behaviour disorder. Psychol Med 5: 138–146.

Praag HM van, Leijnse B (1965) Neuberwertung des Syndroms. Skizze einer funktionellen Pathologie. Psychiat Neurol Neurochir 68: 50–66.

Robins E, Guze SB (1970) Establishment of diagnostic validity in psychiatric illness: its application to schizophrenia. Am J Psychiatry 126: 983–987.

Sashbin M (1999) Wendepunkte in der amerikanischen Psychiatrie des 20. Jahrhunderts (Übers. d. UH Peters), Fortschr Neurol Psychiat 58: 323–331.

Saß H (1985) Ein psychopathologisches Referenzsystem für die Beurteilung der Schuldfähigkeit. Forensia 6: 33–43.

Saß H (1986) Psychopathie – Soziopathie – Dissozialität. Berlin: Springer.

Saß H (1987) Die Krise der psychiatrischen Diagnostik. Fortschr Neurol Psychiat 55: 355–360.

Saß H (1994) Zur Problematik der operationalen Diagnostik in der Psychiatrie. In: Dilling H, Schulte-Markwort E, Freyberger HJ (Hrsg.): Von der ICD-9 zur ICD-10: Neue Ansätze der Diagnostik psychischer Störungen in der Psychiatrie, Psychosomatik und Kinder- und Jugendpsychiatrie. Bern: Huber. S. 149–156.

Scharfetter C (2010) Allgemeine Psychopathologie. Eine Einführung. 6. Aufl. Stuttgart: Thieme.
Schmidt-Degenhard M (1983) Melancholie und Depression. Stuttgart: Kohlhammer.
Schmidt-Degenhard M (1997) Zur Standortbestimmung einer anthropologischen Psychiatrie. Fortschr Neurol Psychiatr 65: 473–480.
Schmitz H (2009) Der Leib, der Raum und die Gefühle. Bielefeld: Sirius.
Schneider K (1919) Reine Psychiatrie, somatische Psychiatrie und Neurologie. Reine Psychiatrie, symptomatische Psychiatrie und Neurologie. Z Neur 49: 159–166.
Schneider K (1920) Die Schichtung des emotionalen Lebens und der Aufbau der Depressionszustände. Z Ges Neurol Psychiat 59: 281–286.
Schneider K (1923) Die psychopathischen Persönlichkeiten oder der Seelenstörungen und ihrer Behandlung. Leipzig: Deuticke.
Schneider K (2007) Klinische Psychopathologie. 15. Aufl. Stuttgart: Thieme.
Schott H, Tölle R (2006) Geschichte der Psychiatrie. Krankheitslehre, Irrwege, Behandlungsformen. München: Beck.
Schultze-Lutter F, Klosterkötter J, Ruhrmann S (2014) Improving the clinical prediction of psychosis by combining ultra-high risk criteria and cognitive basic symptoms. Schizophr Res 154: 100–106.
Schwartz MA, Wiggins OP (1987) Diagnoses and ideal types: a contribution to psychiatric classification. Compr Psychiatry 18: 277–291.
Spitzer RL, Endicott J, Robins E (1975) Clinical criteria for psychiatric Diagnosis and DSM-III. Am J Psychiatry 132:1187–1192.
Spitzer RL, Fleiss JL (1974) A Re-analysis of the reliability of psychiatric diagnosis. Br J Psychiatry 125: 341–347.
Spitzer M (1989) Was ist Wahn? Untersuchungen zum Wahnproblem. Berlin: Springer.
Spitzer M (2000) Geist im Netz. Modelle für Lernen, Denken und Handeln. Heidelberg: Spektrum.
Stanghellini G, Broome MR (2014) Psychopathology as the basic science of psychiatry. Br J Psychiatry 205: 169–170.
Stieglitz RD (2008) Diagnostik und Klassifikation in der Psychiatrie. Stuttgart: Kohlhammer.
Stöber G, Saar K, Rüschendorf F, Meyer J, Nürnberg G, Jatzke S, Franzek E, Reis A, Lesch KP, Wienker TF, Beckmann H (2000) Splitting schizophrenia: periodic catatonia-susceptibility locus on chromosome 15q15. Am J Hum Genet 67: 1201–1207.
Störig HJ (1985) Kleine Weltgeschichte der Philosophie. 13. Aufl. Stuttgart: Kohlhammer.
Strik W, Dierks T (2011) Biologische Psychopathologie. Stuttgart: Kohlhammer.
Strik W, Wopfner A, Horn H, Koschorke P, Razavi N, Walther S, Wirtz G (2010). The Bern Psychopathology Scale for the assessment of system-specific symptoms. Neuropsychobiology 61: 197–209.
Tandon PN (2000) The decade of the brain: a brief review. Neurol India 48: 199–207.
Thome J (2005) Molekulare Psychiatrie. Theoretische Grundlagen, Forschung und Klinik. Bern: Huber.
Ward CH, Beck AT, Mendelson M, Mock JE, Erbaugh JK (1962) The psychiatric nomenclature. Reasons for diagnostic disagreement. Arch Gen Psychiatry 7: 198–205.
Weber M (1988) Die »Objektivität« sozialwissenschaftlicher und sozialpolitischer Erkenntnisse (1904). In: Gesammelte Aufsätze zur Wissenschaftslehre, 7. Aufl. Tübingen: Mohr. S. 146–214.
Weinmann S (2007) Evidenzbasierte Psychiatrie. Methoden und Anwendung. Stuttgart: Kohlhammer.
Weitbrecht HJ (1968) Psychiatrie im Grundriss. 2. Aufl. Berlin: Springer.
Wernicke C (1874) Der aphasische Symptomenkomplex. Eine psychologische Studie auf anatomischer Basis. Breslau: Cohn & Weigert.
Wernicke C (1906) Grundriss der Psychiatrie in klinischen Vorlesungen. 2. Aufl. Leipzig: Thieme.
Wiggins OP, Schwartz MA (2013) Karl Jaspers' multiperspectivalism. Psychopathology 46: 289–94

Wilmanns K (1932) Die Schizophrenien. In: Bumke (Hrsg.): Handbuch der Geisteskrankheiten, 9. Band, Spezieller Teil V. Berlin: Springer.
Windelband W (1911) Präludien, Bd 2. Tübingen: Mohr.
Wing JK, Cooper JE, Sartorius N (1982) Die Erfassung und Klassifikation psychiatrischer Symptome, Weinheim: Beltz.
World Health Organization (Hrsg.) (1994) Internationale Klassifikation psychischer Störungen: ICD-10, Kapitel V (F); Forschungskriterien/Weltgesundheitsorganisation. Hrsg. von H Dilling, W Mombour, MH Schmidt und E Schulte-Markwort. Bern: Huber.
World Health Organization (Hrsg.) (1995) Schedules for clinical assessment in neuropsychiatry. SCAN. Deutsche Übersetzung: Glülick-Bailer M van, Mauer K, Häfner H. Bern: Huber.
World Health Organization (Hrsg.) (1999) Internationale Klassifikation psychischer Störungen, ICD-10, Kapitel V (F); Klinisch-diagnostische Leitlinien. Übers. und hrsg. von H Dilling unter Mitarbeit von E Schulte-Markwort. Bern: Huber.
Zubin J, Spring B (1977) Vulnerability – a new view of schizophrenia. J Abnorm Psychol 86: 103–126.

Stichwortverzeichnis

P

Q

R

S

T

U

V

W

Z

Personenverzeichnis